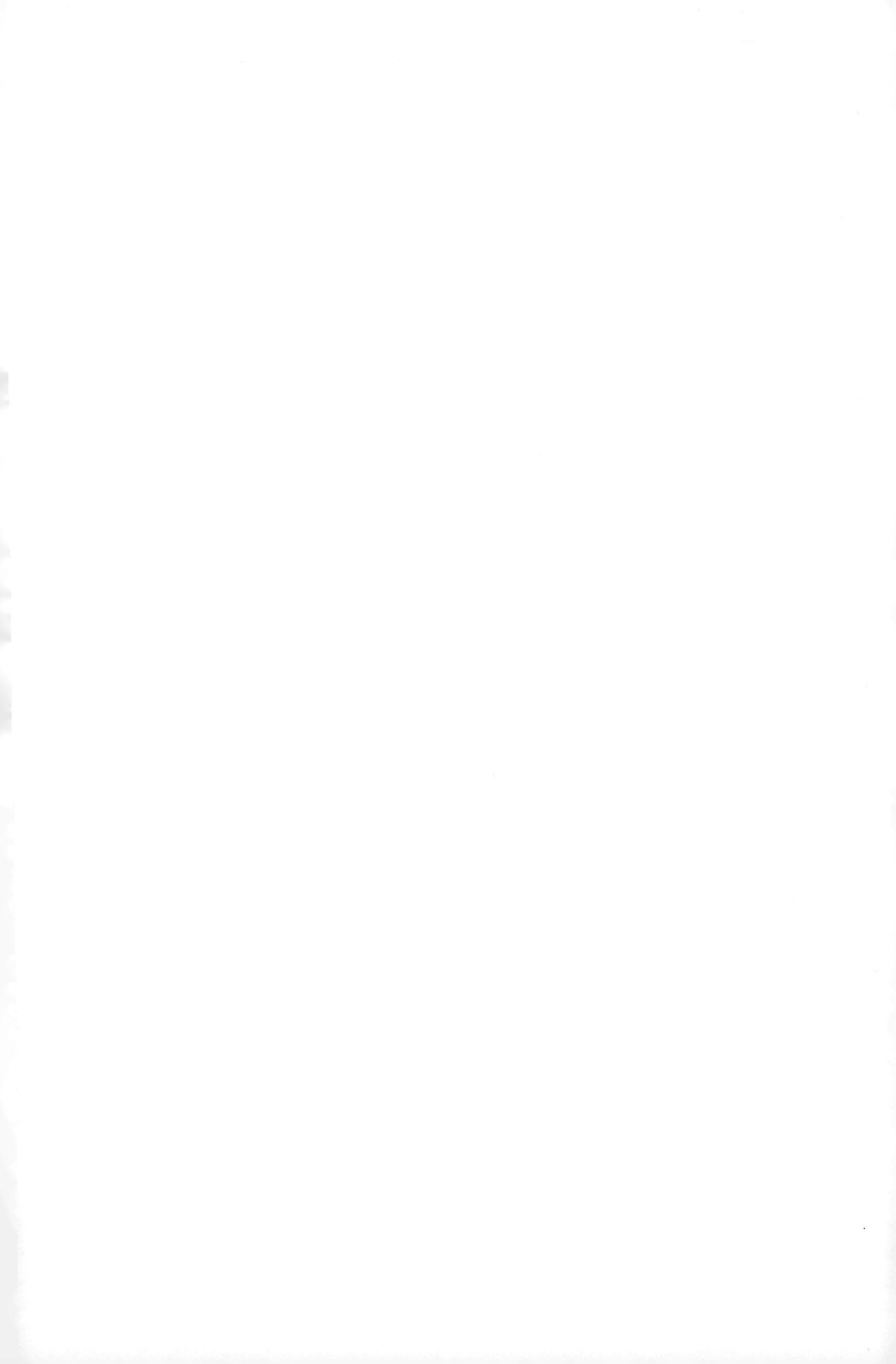

仲田和正=編集

外科手術に上達くなる法

トップナイフたちの鍛練法

菊地臣一｜安井信之｜上田裕一｜田中淳一｜今 明秀
[整形外科]　[脳神経外科]　[心臓外科]　[消化器・腹腔鏡外科]　[外傷外科]

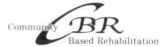

外科手術に上達くなる法
トップナイフの鍛練法

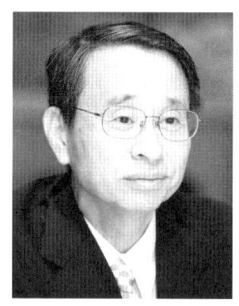

仲田和正
[西伊豆健育会病院院長]

　従来,優れた手術書は世の中にいくらでもありますが,「では如何に手術に上達するか?」のコツを書いた本は不思議なことに見当たりません.

　私が整形外科を選んでからずっと知りたかったのは「手術の国手(名手)の先生方が,一体どのように努力し鍛練したか?」ということでした.

　今まで日経新聞の「私の履歴書」シリーズを図書館で読んだり,様々な分野の名人,棟梁などの本を探してはヒントを探してきました.

　例えば,「私の履歴書」にあった長嶋茂雄氏の話によると,長嶋氏は高校生の頃,小遣いを貯めては後楽園で巨人・阪神戦を観戦し,勝ち負けそっちのけでスター選手のバットの構え,スタンスの位置,振り切ったあとのフォロースルーを熱心に観察したといいます.家に帰ると直ちに自分で「長嶋,打ちました」と実況中継しながらフォームを真似て素振りに打ち込みメンタルトレーニングをしたとのことです.

　多くの本の中で私にとって最も参考になったのは太平洋戦争中,ゼロ戦のパイロットとして敵64機を撃墜した(5機でエースと呼ばれる)坂井三郎氏の「大空のサムライ」(光人社)でした.これは「SAMURAI」として世界各国で翻訳され全世界460万部のベストセラーになっています.

　当時,パイロットの訓練時間はガソリンも足りず十分とは言えませんでした.

　訓練時間は皆同じなのに,ある者はぐんぐん上達し,ある者はさっぱり上達しない.その原因はいったい何なのかを徹底的に論じています.

一言でいえば，その差は訓練時間以外にどれだけ操縦のことを考えたかにあるというのです．例えば飛行場で飛行機が止まっているときには歩いて他の飛行機との距離をはかり，飛行機がどの位の大きさなら，どの位の距離になるのかを調べたりしましたが同僚は誰もそんなことはしていなかったそうです．
　また視力を鍛えるために氏は，真昼間に星を捜し出す訓練をしたとか，信じられぬことですが実際に見えるようになるのだそうです．
　また射撃の反射神経を鍛えるために蝿やトンボを素手で捕まえる訓練を行い百発百中になったというのです．
　手術の上達は手術をする以前に「これ以上はできない」と言うまで如何に鍛練し徹底的な準備を行ったか，このことに尽きるのだろうと思います．
　今回，（株）シービーアールの三輪敏社長の御尽力で，日本の一流の外科医（トップナイフ）の先生方と対談し「手術の鍛練法」をお聞きするという夢のような企画が実現しました．数十年来の念願がかなった瞬間でした．しかも，整形外科だけでなく，脳外科，心臓外科，腹腔鏡外科，外傷外科と，普段絶対にお付き合いできないような先生方からお聞きすることができたのです．
　対談のひとつひとつが興奮，感動の連続でした．
　名古屋大学胸部外科教授の上田裕一先生は60歳近くなった今でも学会などで手術を休んだあとは，基本的な運針，縫合訓練をされているそうで仰天しました．
　また刺繍道具，ティッシュペーパーを使って縫合訓練をされていたとのことですし，hand-eye coordinationを養うため食事もルーペを使ってされたそうです．ルーペをかけて外出されたかは聞き逃しました．当院の名古屋大から来られた先生の話を聞いても上田先生の手術の速さ，術後成績の良さは大学病院でも有名だとのことです．
　また鍛練法だけでなく先生方の深い哲学にも触れることができました．
　福島県立医科大学学長の菊地臣一先生の「出会いは自分の熱意と相手の熱意があって初めて成立する．人生の扉は自分でなく他人が拓く」という言葉にも感動しました．
　この本は，外科系医師だけでなく，心カテ，内視鏡など手技を要する内科系の先生方が読まれても極めて示唆に富むものであると確信しております．
　手術の上達法以外の話も大変面白くそのまま掲載させて頂きました．
　この書により「経験は科学になった！」と叫ぶのは言いすぎでしょうか？

平成21年4月

外科手術に上達くなる法
トップナイフの鍛練法

CONTENTS

第1章 │ 整形外科のトップナイフ
orthopaedic surgery

外科医は師との出会いこそ財産，3年待っても師を選ぶ．
一皮剝けた時，私の目には脊柱管の中から外が見えていた．

〈ゲスト〉
菊地臣一
[福島県立医科大学理事長兼学長/日本脊椎脊髄病学会理事長]

——1——

第2章 │ 脳神経外科のトップナイフ
neurological surgery

全体を見渡す構想力，集中力，決断力がすべて．
患者の頭を切る前に，術者の頭を使う．

〈ゲスト〉
安井信之
[秋田県立脳血管研究センター長/秋田県立病院機構理事長]
[現：仙台東脳神経外科病院院長]

——49——

第3章 | 心臓外科のトップナイフ
cardiovascular surgery

日々基本訓練．ルーペをつけて飯を食う．
刺繍道具，テッシュペーパーを使って運針，縫合訓練．

〈ゲスト〉
上田裕一
［名古屋大学大学院研究科心臓外科学教授］
［現：地方独立行政法人奈良県立病院機構奈良県総合医療センター総長］

第4章 | 消化器・腹腔鏡外科のトップナイフ
gastroenterological surgery

道具の原理，機能に通暁する．
繰り返し訓練し，Hand-eye coordinationを身に付ける．

〈ゲスト〉
田中淳一
［昭和大学横浜市北部病院消化器センター教授］
［現：横浜鶴ヶ峰病院低侵襲内視鏡外科治療センター長］

第5章 | 外傷外科のトップナイフ
trauma surgery

地方にあっても，常に最先端の技術の習得を目指す．
手術場の近くに住み，すべての手術に入るのが最良の鍛錬法．

〈ゲスト〉
今 明秀
［八戸市立市民病院救命救急センター長］
［現：八戸市立市民病院院長］

編集
仲田和正
［西伊豆健育会病院院長］

外科医は師との
出会いこそ財産，
3年待っても師を選ぶ．
一皮剥けた時，
私の目には脊柱管の中から
外が見えていた．

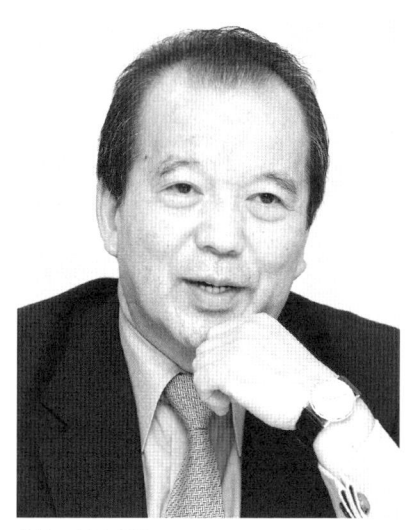

[整形外科]
菊地臣一
（きくちしんいち）

福島県立医科大学理事長兼学長．
日本脊椎脊髄病学会理事長．
1946年12月15日，疎開先の福島県平田村で生まれる．1971年福島県立医科大学卒業．卒業後同大整形外科入局．大阪市立大学脳神経外科に国内留学の後，カナダ・トロント大学ウェールズリィ病院に留学，恩師Dr.Macnabに出会う．日赤医療センター，福島県立田島病院院長，福島県立医科大学整形外科教授を経て現在に至る．逆境を乗り越え，整形外科臨床・基礎研究さらにはバイオエシックス面と多方面に国内外でオピニオンリーダーとして活躍中．

父の無念を晴らすために

仲田 本日は同じ整形外科のご専門で，かねてより尊敬しておりました菊地臣一先生にお話を伺えることでいささか緊張いたしております．先生の整形外科医としての臨床面や学会活動の業績はいうに及ばず，研究面においても，すべてがオリジナリティーと evidence に基づいていることに感心いたしております．本日は整形外科にとどまらず，外科医としてのあり方，特に手術に関するお話をお伺いさせていただきます．

まず，医師を志された経緯からお聞かせください．

菊地 父親は，戦後，公職追放になりました．当然路頭に迷うことになったわけですが，家族を養わなくてはなりませんでした．水戸藩柔術師範として先祖代々続いてきた家でしたので「骨接ぎ」で家族を養ったわけです．

母親が入院していたものですから，父親の診察室が私の遊び場，学びの場でした．整形外科と「骨接ぎ」はかなり職域が重なっており軋轢がありました．小学校 5 年の時，上腕骨骨折の患者さんの手術をするのかしないかで見解が異なり医者に電話で呼び付けられました．その時は，父親は私に 1 升瓶を持たせて自転車に乗せて，整形外科医の所まで謝りに行きました．医師になってから確かめたのですが，結局父の判断は間違っていなかったのです．職業に貴賎があるのだという現実に直面させられました．不条理に漠然と怒りが芽生えました．それでもなお父は家族を養うために頑張るしかありません．いつか父の仕事の妥当性をみてみたいという思いが，医師を目指したきっかけだったと思います．もちろん温かく私たちの面倒を見てくれた医師もいたのですが，私にとっては傲慢な医師の印象が強烈に残ったわけです．

そういうドロドロしたものから抜け出したいために，検察官を目指していましたが，父から「お前は時代に左右されない職業を選べ」といわれ，突然の志望変更でしたが福島県立医科大学を受験して，補欠でしたが合格しました．

自主管理の医局から異端の扱いを受ける

仲田 補欠で合格されたのが今は学長をされている（笑）．ご卒業後大阪市立大学の脳神経外科に行かれたのですね．

菊地 福島県立医大の整形外科医局は卒業後6年間の研修カリキュラムでした．当時は大学紛争の余波で自治会（青年医師連合）が医局を運営しており，教授はいましたが，彼らが人事権をもっていました．私はそのやり方に反対でした．というのは，臨床医学は世代を超えて伝承することで発展していくのであり，教授職とか医局制度というのは必要悪ではないかというのが私の意見でした．いまでは当然の話ですが当時は異端でした．私自身が執行部の人々と協調してやっていけない性格の問題もありました．その結果，オーベンのいない関連病院を廻されました．ここにいたのでは多分どうにもならない，父の無念を晴らすなんてレベルには到底達しないのではないかという不安をずうっと持っていました．そんな時に大阪市立大学脳神経外科の当時講師だった白馬明先生，脳神経外科の脊椎脊髄領域の指導者，最初に頸椎にマイクロサージェリーを導入した人ですが，快く受け入れていただき，頸椎のマイクロ手術を学びました．そこに半年いて，そこからカナダに行きました．

Macnab の論文との感激的な出会い

菊地 カナダに行ったのも，押しかけ女房みたいなものでした．その直前に突然親父が亡くなったのです．上腸間膜動脈塞栓症でした．親父が亡くなって開業しても喜んでくれる人もいなくなりました．そんな時に出会ったのが，Ian Macnab の有名な論文，"*Traction Spur*（*J Bone Joint Surg*, 1971）（図1—A.B）と "*Blood Supply of the Lumbar Spine and its application to the technique of spinal fusion*（*J Bone Joint Surg*, 1971）（図2—A.B)" でした．なぜ感激したかというと traction spur（牽引骨棘）というのは，普通の骨棘でない椎体の途中から出てくる骨棘です．こんなものはレントゲン写真が発明されて以来，世界中の医者が見ていたわけですが，誰もそれに気がつかなかった．当時の最先端医学は電子顕微鏡でしたが，彼はたった1枚の単純レント

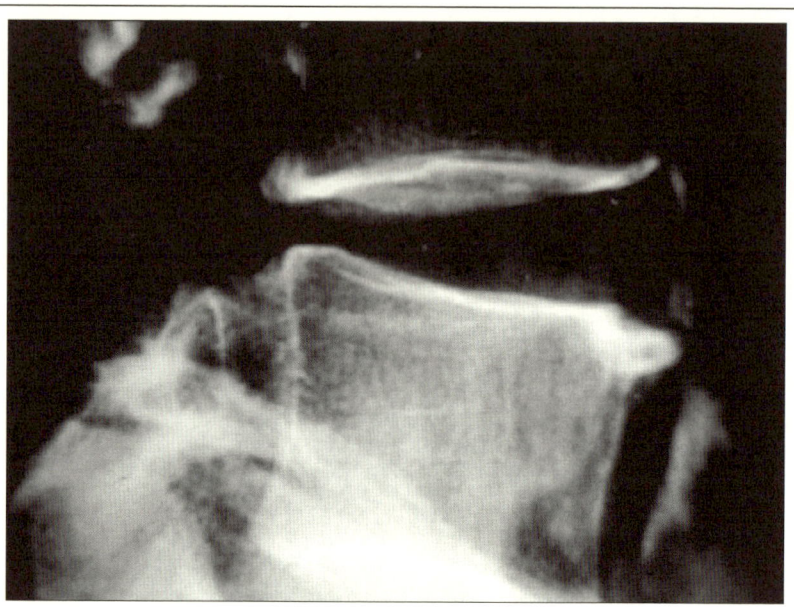

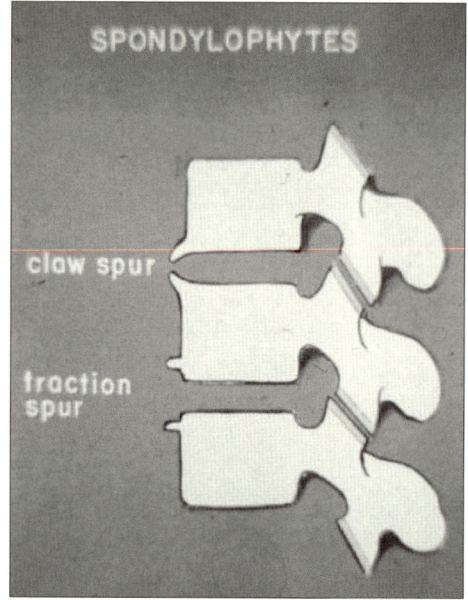

図1 Dr.Macnabが所有していたTraction Spurの単純X線写真(側面像)と模式図のスライド(Dr.Macnabの没後,菊地氏に寄贈されたもの)

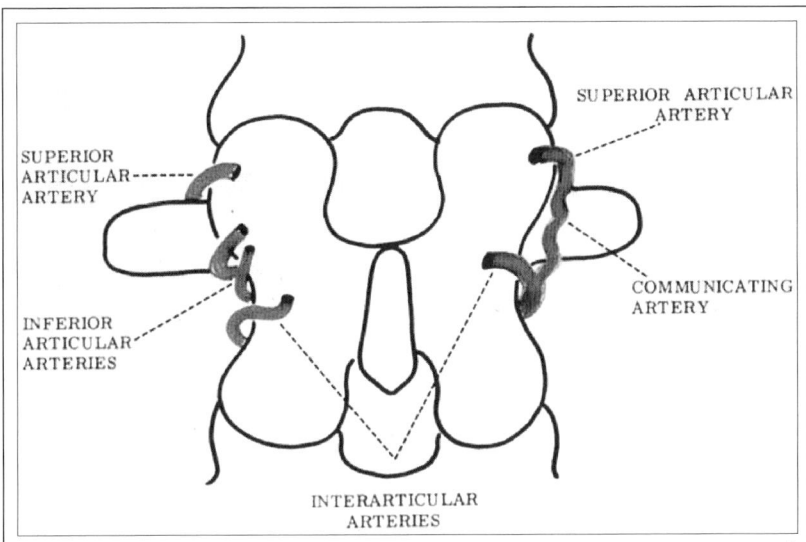
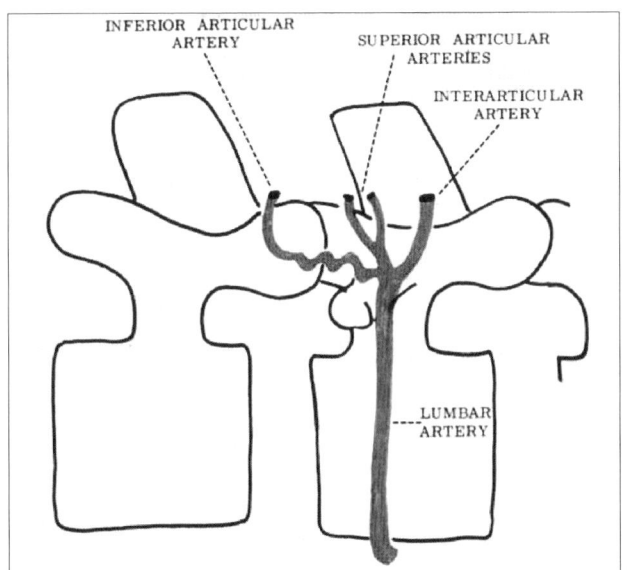

図2 Dr.Macnab が所有していた Interarticular artery の模式図のスライドで，(Macnab の没後に菊地氏に寄贈されたもの) A：背面からみた局在　B：側面からみた局在

ゲン写真から気づいたわけです．これは普通の退行性変化としての骨棘とは違う．traction spur は過去，現在に不安定性があった，あるいはある証拠であるとたった一人で証明したわけです．

仲田　anterior longitudinal ligament（前縦靱帯）ですね．

菊地　その論文に感動しました．なぜ彼だけが1枚のレントゲン写真からそのことに気がついたのだろうと．

　次の"*Blood Supply*"の論文は，なぜ腰の後方手術は出血するのか，出血するからには血管があるはずだということから interarticular artery（椎間関節間動脈）という血管を発見した報告です．その血管を最初に焼いておけば出血はしません．彼がその血管を発見したお陰で腰の後側方固定術でも輸血をしないでできるわけです．だれでも腰の手術をやっていれば経験していたはずなのに，その疑問を解決しようとしなかった．当たり前といえば当たり前ですが，臨床家だから気がつく，臨床家にしか気がつかないことです．

仲田　interarticular artery はどこにあるのですか．

菊地　椎間関節突起間部の外側の所から背側に立ち上がっています．だから立ち上がりの所で焼いてしまえばもう出血しないわけです．輸血は 100 m*l*～300 m*l* 以下で手術ができます．

英語との格闘の日々

菊地　Macnab がどんな発想で，歴史に残る発見をしたのかそれが前から気になっていました．当時は Fax も Mail もないので手紙を書きました．最初の返事は厳しいものでした．「私の病院には東洋人はいない」というものです．明らかに拒否の手紙です．どうしても行きたいと言ったら，お前の持っている ECFMG を送れと言ってきました．私は ECFMG（Educational Commission for Foreign Medical Graduates Certificate）がなんなのかさえわかっていませんでした．持っていないと書いたら，向こうから来た手紙に disappointed と書いてありました．当然身を引くところですが，英語力不足が幸いして，意味が理解できず行くしかなかった．

Torontoには真夜中10時頃に着きました．Torontoは大きな町ですから，飛行機で上空から見た街は光の海です．そのとき急に能因法師のことを思い出したことを強烈に覚えています．能因法師は京都にずっと隠れながら白河の関を詠んでいます．自分も日本に隠れていてカナダに行ってきたと言いたいと本当に思いました．

　次の朝「9時に来なさい」と言われていたので行ったわけです．受付に行ってMacnab教授の部屋を案内してくださいと，前日暗記した単語で話しました．受付が教えてくれましたが，英語でまくし立てるのでまったくわかりません．結果的に何10回も聞いてようやくわかる程度の英語の力でした．

　私は大学の医局から疎まれた存在でしたので，皆が行きたがらないトランクの病院（関連病院）ばかり廻りました．いま考えればそれがラッキーでした．当然他人が行きたがらないところは給料が高いので，500万円貯めることができました．この金額は当時カナダで半年暮らせるものでした．半年行って英会話ができるようになるだけでもいいと思っていました．

　Macnabの話を一言も聞き漏らすまいと，毎朝，私は発売されたばかりのオリンパスのマイクロカセットコーダーをもって行って，彼の前に置きました．しかし，困ったことに録音した英語が起こせません．そしたら，教授の秘書の一人が，「お前，朝早く来い，30分英語をレッスンしてやる」といってくれました．「それからお前のMacnabとの質疑応答を全部タイプに起こしてやる」と．毎日やっていたのでこれはかなりの財産です．今でも読み返します．

3年待っても師を選べ

菊地　私は英語ができませんし，まだECFMGもないのでリサーチャーという肩書きで朝の回診に付いて見学だけができました．朝は必ず6時か6時半には病院に行って，回診前にカルテを見て，病室を回って勉強していました．Macnabも朝は早く，7時から回診です．私が彼よりも早くから来ているのを見て，いろいろ気を配ってくれました．

その頃Macnabの子どもが当時中学生か高校生でしたが，カナダでは彼らに生物の授業として，医学部の教室を使ってやる解剖がありました．Macnabは子どもたちに解剖を見せてくれるよう解剖の教授に電話をしたり，自分の所のレジデントに解剖の準備を手伝うよう号令をかけていました．みんなイエス・サーでした．

　4時頃になると仕事が終わりますので，私は4時過ぎには病院から5分くらいの所にある解剖の教室に行ったわけです．しかし誰も来ていません．自分の英語の聞き違えかと思いました．結局誰も来ませんでした．そのうちに実習が始まりました．当然Macnabも来るわけです．

仲田　中学高校の授業を大学でやるのですか．

菊地　Tronto大学の解剖の教室でやるのです．私は解剖に手馴れているので，作業を手伝いました．そうしたら，チーフテクニシャンがMacnabに「ドクターキクチだけがわれわれを助けてくれた」といったわけです．その次の日に教授の秘書から渡されたのが，クリニカルリサーチフェローの辞令でした．

　一所懸命やっていれば国境や人種，文化の壁を越えることができるのだという私の哲学はその時に生まれました．

　また私は当時大阪市立大学で頸椎のマイクロサージェリーを習っていました．それが非常な武器になりました．マイクロサージェリーや硬膜外造影をあちらの人たちに教えました．それから半年後にvisiting professorという称号とカナダ（オンタリオ州）の医師免許をもらいました．

　普通は試験がありますが，私は口頭試問だけでした．その時もイエス，ノーの使い方が全部逆で，向こうが困っていました．出会いは単なる衝突ではなく，自分が求めようとする熱意と，それを受け止める相手の熱意があって，初めて成立する．つまり人生の扉は他人が拓くのだということを，その時に学び，いまでも言っています．自分の力で道を拓いたなどというのは嘘です．努力したから報われるのではなく，自分の努力を相手が受け止めて，こいつを何とかしてやろうという愛しさがうまれて成立する．誠実に付き合っても

駄目な出会いはたくさんあります．そっちのほうが多いかもしれません．それはそれで自分がきちっと対応していれば後悔しない．だから親は選べないが恩師は選べる．「3年待つとも師を選べ」というのはそういうことなのです．

ひたすら一人で解剖に挑む－外科解剖が自分のライフワーク

仲田　Macnabの所に約2年間いらして解剖もやられた．その時から腰仙椎部の解剖をされていたわけですか．

菊地　腰仙椎のほか，頸椎の解剖もしました．いまJBJS, 1981（*The Journal of Bone & Joint Surgery*）や日本整形外科学会誌（1982年）に載っているepidural membraneとかepiradicular sheathの頸椎部の解剖は向こうでやっていました．硬膜外造影や硬膜外ブロックの造影剤は，いったいどこに入っていくのか当時分かっていませんでした．それを明らかにしたのは向こうでの実験です．臨床をやりながらの研究です．Banting Instituteという有名な研究所があって，外来が午前中の時は午後そこに行って研究をしてよいということでした．解剖は私のライフワークです．

仲田　解剖に最初に興味を持たれたのはMacnabの所に行った時からですか．

菊地　いえ，以前からやっていました．ちょうど大学紛争後でしたので，いわゆるチームで研究するという雰囲気もシステムも整形外科の自治会組織にはありませんでした．一人でできるのは解剖しかありませんでした．その時に救いの手を差し伸べてくれたのが解剖学教室です．当時からすでに私は阻血性拘縮ということを研究テーマにしていたものですから，関連病院から足が切断されたというと，全部もらっていました．当時は切断が意外と多かったのです．骨肉腫，交通事故の挫滅肢，当然阻血肢もありました．そういう足を何10本も集めて，それで1つの足につき何千という切片を作りました．そこから脊椎の研究に入っていきました．

仲田　切断肢を全部スライスしたのですか．大変な努力ですね．

菊地　そのスライスをいまでも持っています．

筋・神経組織の阻血性変化の研究

菊地　阻血性変化が compartment によって異なることを明らかにしたのは私が最初だと思います．切片を作っていくと一目瞭然です．阻血性変化の一番強いのが anterior, 次が lateral, その次が deep posterior, 一番変化の弱いのが superficial posterior でした．きわめて普遍的でした．それで何か理由があるのだろうと，筋膜を調べたり，血管支配を調べたりしました．筋膜の下になぜかわからない筋線維の組織像がありました．これがどうしてもわからない．筋線維をちゃんと見ることができる人は，わが国の整形外科では当時東北大学の講師だった，桜井実先生（後に教授），とその下の黒沢大陸先生でした．私は桜井先生の所へ直接お伺いしました．当時，大学を越えて教えを請いに行くということはほとんどありませんでした．筋の再生線維ではないかということで，桜井先生は動物実験をしてくれました．この論文で，筋膜の下に再生線維があるということは，筋膜は単なる壁ではなく，その他に重要な働きをしているのではないかと考察しました．この問題は今でも解決していませんが，少なくとも筋膜の下で筋肉は再生するということを明らかにしたのはそれが最初です．

　この論文は日本整形外科学会誌に桜井先生と私の共著で，それも大学間の壁を越えて載った当時としてはきわめて珍しいものです．

　このために神経の染色もしました．ほとんどやられていませんでしたが，当時の上司であった日赤医療センターの蓮江光男部長に紹介されて東大神経内科の高須俊明先生（後の日本大学神経内科教授）のところへ行って標本を染色して読んでもらいました．人というのは頼っていくと結構やってくれるものだと思いました．それを最終的に形にしたものが *Clinical Orthopedics*（1978年）に載った"*Ischemic Contracture in the Lower Limb*"です．

仲田　それが Dr. Macnab に直していただいたという論文ですね．

菊地　当時英語の論文の書き方を教えてくれる所も，人もいませんでした．

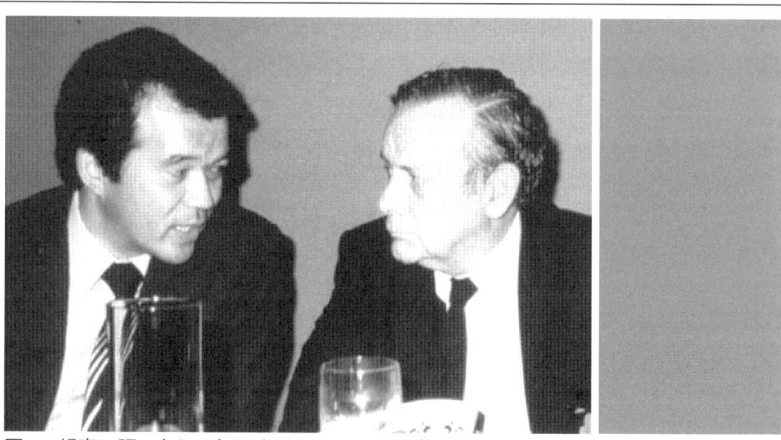

図3 親密に語り合う，来日時のDr.Macnabと菊地氏

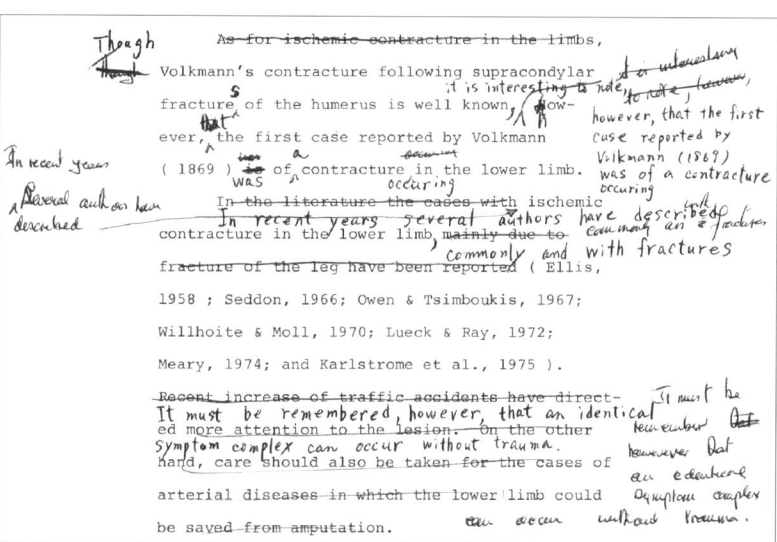

図4 Dr.Macnabが跡形もなく手を入れてくれた菊地氏の原稿

当然のことですが跡形もなく綺麗に直してしてもらいました（図4）．このことから，後で紹介することを含めて，他人の面倒をみるなら徹底して面倒をみるという教えを学びました．今の自分の立場からみても，このような姿勢を常にとることは想像以上に大変なことです．

阻血性変化のメカニズム

仲田　4つの compartment ですが，どうしてそういう順序で変化するのか，ポイントだけ教えていただけますか．

菊地　結局，筋膜の解剖学的特殊性によるのですね．Anterior compartment の筋膜の線維は格子状になっています．だから弾力性がなくて膨らみに対して伸びない．後方は格子状になっていないから伸びるのです．脛骨と腓骨の間についているここだけが筋膜の線維が格子状になっているから伸びないのです．

仲田　anterior compartment の前の方もですか．

菊地　前の方もです．それが一番の理由です．lateral compartment もそれに近い．それで superficial posterior compartment は上が抜けています．屋根がないのです．ですから血液供給は上から来るのですね．
　だから阻血性変化が少ないのです．

仲田　それの論文名を教えていただけますか．

菊地　1983年の日本整形外科学会誌に掲載されましたが，「下肢における Compartment Syndrome について―基礎的検討」というタイトルです．

Macnab との出会いこそ財産

仲田　向こうにおられて一番財産になったことは何でしょうか．

菊地　Macnab（図3）と知り合えたことです．Macnab の紹介状があれば，どんな病院，研究所でも，どんな big surgeon も，どんな所でも「開け胡麻」でした．「俺はお前を知らない．でも Macnab は良く知っている．だから I trust you」とはっきりいわれました．日本の推薦状とは重みが違います．

帰ってくる時は世界中の著名な先生の所を廻ってきました．

　3年前になりますが，私が国際腰椎学会（International society for the study of the lumbar spine, ISSLS）の会長に推薦された時に，受諾演説をパーティーの中でやらなければなりませんでした．私が，「Dr. Macnab changed my life, but unfortunately he could not change my poor English」と言ったら受けました．そのあと10人以上の人がワーッと私の所へ寄ってきました．Macnabクラブのメンバーだったのです．向こうでは同じメンターの下で勉強した人が同窓会みたいにクラブを作っています．日本に帰ってきてから1回しか行っていませんが，Macnabの所で学んでよかったと思いました．

仲田　それでわかりました．師を選べと，何でそんなに強調されるかと思っていたのですが．

菊地　私は国際学会での最初の発表がいきなりISSLSのシンポジウムだったのですね．"*Pain and Nerve Root*"がテーマでした．当時は整形外科では痛みの研究などやりません．骨折を治すとかreconstructive surgeryに興味が集まっていました．痛みには関心がなく，ISSLSの学会でも神経根に関する演題などは1，2題しかありませんでした．日本からの参加者も10人以下でした．それがいまでは半分くらいが神経根や痛みに関連した演題で，その主力は日本ですから世の中変りました．その時に当然質疑応答がありました．そうそうたるシンポジストばかりの中に，英語もできない若造の私が一人いるわけです．フロアーから私をめがけて質問が集中しました．そうするとMacnabが手を上げて「いま，ドクターキクチが言おうとしているのはこういうことだと」代わりに答えてくれるわけです．親子のようだと言われました．

　その最初の国際学会の発表はものすごいストレスで，その時のバンケットはキャンセルしました．疲労困憊でホテルの部屋で寝ていたのです．そうしたら，船上のパーティーの席上，Macnabが"Where is my son？"と私を探していたというのですね．感動しました．彼は私の人生を変えた恩師ですね．

頼ってきたら徹底して面倒をみる

仲田 「頼ってきた人間を面倒みるなら徹底して面倒をみる」というのが Macnab の教えなのですね．

菊地 たえず弟子に関心を持っています．「あれはどうなった？」と訊かれます．訊かれるというのは嬉しいものです．

　いま私も絶えず関心を持つようにしています．医局員からは煙たがられますけれど，「あの論文どうなったか」「あの発表まだか」と訊くようにしています．彼らは私の顔をみると「また言われたか」といやな顔をします．しかし絶対嬉しいはずです．自分が昔整形外科の自治会に受け入れられず，他人から自分の仕事に関心をもってもらうこともありませんでした．他人の関心がない中で，モチベーションを維持するのは大変です．私の頭の中には，医局員の誰が発表して，誰が発表していないかが全部入っています．論文を書くことは非常に大切ですから，英語でなくてもいいから日本語で書きなさい，英語ができなければ医局の研究費で翻訳してやるということをしてエンカレッジしています．それは彼の影響です．

　それからあっちにいたときにたまたま Dr. DJ Schulak という fellow がアメリカから来ていたのですが，彼はユダヤ系のアメリカ人でした．あとから聞いたのですが，ドイツに留学していたことがあったそうです．彼には大変世話になりました．

　私は英語が全然わからないので，トイレがどこにあるかまずわかりませんでした．スタッフのいるフロアには部屋の番号だけでトイレとは書いてありません．これが困りました．もうひとつ，雨が降ったときにコウモリ傘をどこに置いたらいいかわからない．当たり前のことですけれど意外とこういうことが分からない．Macnab はそこまでは目が届きません．Dr. Schulak が中古の家具を買う時，車を買う時，トイレ，それから手術場，外来，私が玄関を出るまで，あるいは病棟に行くまで全部付いてきてくれました．

　「なんでそんなに親切なのか」と聞くと，「俺はドイツにいるとき言葉が分からなくて苦労した．まして お前は日本人で文化圏が違う．俺がいるうちは

徹底して面倒をみてやる」といって，3カ月間言葉どおりの世話をしてくれました．今でも付き合っています．

　福島県立医科大学附属病院も日赤医療センターもそうですが，意外と大きな病院は院内の配置が分からない．手術場はまっすぐ行って，右側に曲って，階段を上がってという具合で，初めて来た人はここで迷ってしまいます．私，理事長になって初めての役員会のときに事務の人たちに厳しく言ったことがあります．「学外の人が参加する審議委員会に，出席を頼んでおいて張り紙ひとつでは不親切だ．大学にはタクシーやバスを使って，誰でも来られる．しかしそこから会場あるいは控え室までどうやってくるのか．会場がどこにあるか大学の玄関だけでなく，コーナーコーナーに標識を持って立ちなさい」と強く言いました．そういうことは自分が苦労していないとわからない．でもそれが人の心を打つわけです．審議委員の先生方からは，先生の所はきちっとしていると言われますが，それが患者さんへのおもてなしの心です．

　そういうことは言わないと駄目です．幸いなことに学生も含めて確信犯的にやらない人というのはいないのではないでしょうか．なぜ必要なのかを話せばきちっとやります．それが教育の基本です．

日赤医療センターでの仕事

仲田　カナダから帰られて，日赤医療センター整形外科に勤務され，蓮江光男先生とともに臨床的にも研究面でも華々しい業績を残されたことはつとに知られています．その日赤医療センターには6年6カ月おられたわけですか．卒後ほぼ10年から15年の最も充実された時期だと思いますが，蓮江先生との交流などを含めて先生ご自身にとってはどのような時期だったのでしょうか．

菊地　日赤医療センターでは，Dr. Macnabに習って，早朝回診をし，多数の症例を経験しました．カナダと日赤医療センターでの経験が，いまの私の診療の土台になっています．日赤医療センターでは，患者さんの機能を手術で損ねたこともありました．でも，そこから逃げませんでした．いまでもこの

患者さんとは，定期的な交流があり，季節の節目ごとに患者さんの自宅を訪問して自分でできることをしています．

　恩師の蓮江先生は，私にすべてを任せてくれました．自分に自信がある人ほど，他人に任せることはできないものです．更に，これができるのは，相手の力量がどれ程のものかを把握していなければできるものではありません．私の手術時間が予定より少し長くなると，必ず手術場に問い合わせの電話が入りました．また，私が手術高位を間違って手術場で，へたり込んでしまっていると，蓮江先生は黙って手術場に入って来て，後始末をして下さいました．若手を伸ばすことの大切さと，そのknow-howは蓮江先生から学びました．

　国際舞台での活躍の楽しさ，そして厳しさを教えていただいたのも蓮江先生です．一般病院で早朝から深夜まで，休日なしで働いている中で，海外の学会での発表を自分のベースラインにするというのは，当時としては，少数派で，しかも自分にとっては肉体的にも，精神的にもきついものがありました．しかし，この時の努力と実行がなければ，今の自分がなかったことは事実です．

地域病院に行ったわけ

仲田　その後昭和61年から福島県立田島病院に院長として赴任されたのですね．

菊地　田島には当時の福島県立医大の学長から，オファーがありました．当時の学長にとって残された最後の課題が整形外科の建て直しだったのです．大学紛争の後遺症はほとんど整理されていましたが，整形外科だけは相変わらずでした．ところが整形外科から県立田島病院に院長を出すという話が学長から当時の教授にあったようです．結果的に教授は院長を出せませんでした．出せないなら辞めなさいとまで言われていたようです．そこで，東京で働いていた私に来てくれないかとなったわけです．当時の学長からの希望ということで，学生部長が直接東京まで来られました．いま考えれば不思議な

感じですが，その時はそこに行ったら，それで終わりになるとは思いませんでした．それに大学の整形外科再建の一環だということでしたから．

　次の教授選には県立田島病院の院長から立候補すればいいと言われました．そんな馬鹿な話があるかと思いましたが，人は頼られるうちは華ですから，すぐその場で決めてきました．その話が，私の恩師の日赤医療センターの蓮江光男先生に全然話が行ってなかったので少し話がややこしくなりましたが，私は40歳までには独立したいと思っていましたし，当時39歳でしたから潮時かなと思ったのも事実ですね．

　あともうひとつ，整形外科の自治会に対していつか必ずこの落とし前はつけてやるとずうっと心に秘めていました．私は大学を追い出されたわけですから．正しくは自治会を除名されたわけです．やはりそれが一番大きかったのでしょうね．大学紛争というのは，それぞれの当時の人の人生，生き方に大きな影を落としているのではないでしょうか．

医療の質は患者満足度できまる

仲田　田島病院に行かれてからはどうだったんですか．

菊地　赴任当初整形外科は1日2，3人しか患者が来ない日が毎日でした．看護師さんからは，「そのうち来ますから」と慰められる始末です．それが1年で病院は1億5,6千万黒字になりました．それまでは3000万円の赤字でした．変わったことは何もありません．院長が私に変わったことと，あとで紺野慎一君（現福島県立医大整形外科教授）が来たことくらいです．その時に私が学んだことでは，地域医療ほど非常に高いレベルの医療を提供しなければならないということがまず第一に挙げられます．リカバリーショットがきかないからです．結局，医師は一人では何もできない．医師が一所懸命働けばみんなひとりでに変わる．意識改革にマジックはありません．急激に黒字に変わったものですから，当時の自治体病院協議会の新聞とかマスメディアから取材を受けました．

仲田　具体的にどのようなことをなさったのですか．

菊地　何もしませんでした．ただ日赤医療センターと同じで，朝7時から回診をする．夜消灯前に回診をする．昼間回診をする．患者さんには同じ目線で接する．いままでやってきたことと同じです．

　患者さんと同じ目線で接するということは，患者さんが来たら起立して挨拶をする．何時間であろうと，何分であろうと関係なく，「お待たせしました」，「おはようございます」と挨拶をする．患者さんがベッドで寝起きするときには，患者さんができるできないは別にして，手を添える．スリッパをそろえる．「何かあったらいつでも電話をください」と伝える．でも一人も電話をよこしません．それは連絡すればすぐ診てもらえるという安心感のせいだと思います．

　さらに言えば，他人に関心を持つことでしょうね．あれ今日は髪型を変えて，着物を変えて，随分歩き方よくなった，とか声掛けが大事です．患者さんが「先生の顔を見たら治ったような気がする」と言われて，「なにをばかなこと言っているのだ，そんなことなら私の写真をいっぱいあげる」なんて言っていましたが，あれはEBM，NBMから言えば本当です．もう少し早く素直に受け入れればよかったなと思いますね．

仲田　医療以外のことに興味，関心をもってあげると，患者さんの満足度が非常に高いと先生は日頃からおっしゃっておられますね．

菊地　それはエビデンスのあることです．だから患者の職業に関すること，たとえば葉タバコを作っているのか，蕎麦を作っているのか，米を作っているのか，それから一人暮らしなのかそんなことを聞いてあげる．たとえば今度孫のところへ会いに行くと聞いたら，それをカルテに書いておく．2週間，3週間後に外来にきたとき，こちらからお孫さんどんなだったというと，なんで先生知っているのということになります．1日150人も来ているわけですので覚えているわけはないのですが，それが患者さんの心をつかむのです．われわれにとって患者さんはone of themですが，患者さんにとっては医師はたったひとりの存在です．一種の技術artですよね．

人は地位や年齢によって求められるものが変わる

仲田 田島病院に整形外科はなかったのですか.

菊地 ありました.先生が一人いましたが,手術は全くしていませんでした.当然患者はほとんどいない.朝9時から医師や職員はお茶を飲んでいました.今考えると信じられない.いい医療というのはいい技術も含まれますが,もう少し全人的なものです.トータルとしての医師としての魅力があれば患者はどこからでも来るのではないでしょうか.それから医者にはそれぞれの役割があります.専門医として生きる,ゼネラリストとして生きる,あるいはマネジャーとして生きる.人は地位や年齢によって求められるものは変わります.それを自覚して変身していけばいいのでしょうけれど,医者はその変身が下手くそです.手術でも,俺は手術がうまいと思っていつまでたってもやっている.技術の伝承をしていかない.自分の腕の衰えに気がつかない.医師が扱いにくいと周りから思われるのは,自分に対する周りのニーズが変わってくることを自覚している人が少ないからです.それを自覚すると非常に組織がうまく動くのじゃないでしょうか.つらいですけれど自己変革はしなくてはいけない.

仲田 そうすると日赤医療センターにいらした頃から週に1回解剖を続けられておられた.私が初めて先生の論文を読ませていただいたのは,その日赤医療センターや田島病院におられた頃だと思いますが,こんな田舎の病院におられてなんでこんな研究ができるのだろうと不思議でした.

菊地 不思議なもので一所懸命やっていると,解剖の教室の先生方が手伝ってくれるのですね.「学生実習からデータを揃えておきましたよ」とか,「綺麗なご遺体があったので写真を撮っておきました」とか,だからひとつ歯車が回りだすと雪だるま式にうまくいくのですね.最終的には私がやりたいところを学生や解剖の教室の先生方にお願いして協力していただきました.

仲田 田島病院から福島県立医大の講師になられて,一気に教授になられた.先生が教授になられたのは何歳でした.

菊地 43歳です.

仲田　すごく驚きました．田島病院にいらした先生が教授になったと．私は自治医大ですから昔よく鬼怒川沿いに栃木から福島へ抜けたことがあったのですが，当時は随分田舎の病院の院長さんだったのに，なんで突然教授になったのだろうびっくりしました．

組織より人─研修病院の選び方

仲田　今日の主題はどのようにしたら手術がうまくなるのかということですが，まずそのための研修病院の選び方ということですが，たとえばどこの病院がいいのか情報がないですよね．インターネットを見てもあまりよくわからない．その辺はどうお考えになりますか．

菊地　私は組織ではなくて人だと思っています．どんな立派なカリキュラムがあろうとどんな立派な病院であろうと，誰が指導してくれるか，研修医が接する人間がどんな人かで決まると思います．悪く言うと組織は人を裏切ります．だから永遠の名門などありえません．組織の伝統はあっても伝統ある組織はありえません．組織はトップが変わると組織自体が変わってしまいますから，どんな人につくかに尽きるのではないでしょうか．今のIT化の時代でもそれが変わることはないと思います．

仲田　それは論文でもいえますよね．だから何についての論文かではなくて，誰が書いた論文か決定的に重要ですね．

菊地　どんな治療をするかではなくて，誰を治療するかと同じです．しかしなかなか難しい質問で永遠の課題ではないでしょうか．たとえば首都圏や大都市圏の有名な大学や病院での卒後臨床研修希望者は100％かそれに近いわけでしょう．教育プログラムが実施され，その評価も終わっていないうちにそうですよ．合格者に大都市の進学校出身者が多いのも大都市集中の一因でしょう．人はいかに情報を持っていないか，名前やブランドで選んでいるかということです．それが本当に正しいかどうかはわからない．私が日赤医療センターにいたときに，似たような話がありました．日赤医療センターと某大学は車で15分くらいの近い距離です．患者さんは結構行ったりきたりし

ます．ある時にMさんという，いまでも忘れられない患者さんがいて，私が発見したのですが，頸椎正面の単純X線写真で見たら縦隔洞腫瘍が写っていたのです．能登から来られていた人ですが，某有名大学で見てもらっていて，なぜ分からなかったんでしょうと言うのです．某有名大学の問題ではなくて某有名大学の誰が診たかが問題です．組織に人格はありませんと切り返したことがあります．余計なことを言ったと思いますが．
仲田　どこの病院かではなくて，いかにいい先生を見つけるかということですね．
菊地　それには先輩の話を聞いたりすることが大事なのでしょうね．

手術件数は有用なパラメーターになるか

仲田　外科系研修病院ですから，手術件数は非常に重要なファクターでしょうけれど，いかにいい先生がいるかということですよね．ほかにはどんなことがありますか．
菊地　脊椎脊髄病学会の理事長という立場からいうと，手術件数は重要なパラメーターだといわざるを得ませんが，個人的には全面的には同意できません．手術に適応があるかないかは難しくて，普遍的な基準はありません．人によってみな違います．なぜなら患者さん個人個人の社会的背景がみな違うからです．ライフセイビング以外の手術はみな違います．人を知らないといい治療成績は残せません．

　手術件数が多いということはたくさん手術をしているということは事実ですが，やりすぎてないかという疑問も当然成り立つわけです．手術の紹介患者が多ければ手術は増えます．それを頭に入れておいて，脊椎の患者さんの何割が手術に至ってるかは，目安になると思います．

　そう私が言う根拠は，アメリカのデータで，治療成績が最もよいのは，手術件数が最も少ない病院だという論文が最近出ています．治療成績が悪いのは手術件数の多い病院です．結局適応の厳格さの問題ではないかとの結論でした．手術件数の多い病院がイコールよい病院では決してない．患者さんあ

るいは若いドクターたちが知るのは難しいですね．やはりその先生の全人格だと思います．
　指導医が信用できる人か，できないかは学会の発言や論文を読めばわかります．論文は全人格が出ますし，私も論文によって人生を変えられた一人ですが，文章とか，言葉には人の一生を変える力があります．だから自分の行く病院にいる先生の書いている文章や論文を読んでみるのが一番よろしいと思います．

仲田　私も，雑誌が来たときは菊地先生の書かれたものから読みます．先生の論文は弁証法的で，事実をきちっきちっと積み重ねていって，事実自体が非常によく研究されていて信頼ができる．これこれこうだからこうなのだと弁証法的で美しい．先生の大後頭孔の論文にしても，あれがなければあの手術はできないはずです．日本人では大後頭孔から何センチ以上行くと危険だということを菊地先生が初めて出されたわけですよね．それまでは経験知でやられていた手術だったのでしょうから．

一流の術者は自分の技量を知っている―指導医の条件

仲田　次に指導医の条件というとどんなことを挙げられますか．
菊地　整形外科のプロなのだから，プロとしての技術，知識を持っていることは必要でしょう．それ以上に医師としてのプロフェッショナリズムを身に着けているかということでしょうね．人として患者さんを説得できるあるいは患者さんからこの人なら任せてもいいと思わせる全人格的な包容力とかそういうことが求められているのでしょうね．手術のうまい下手は確かにあると思います．あると思いますけれど，手術の成績を左右するほどの差があったらそれは手術をしてはいけないわけです．出血などの問題がありますから問題は手術時間の差だと思います．でも1時間でできるという人が1時間，3時間でできるという人が3時間で手術をしたらそれはどちらも一流です．
　問題は自分の技量を押さえている，認識できているかどうかです．手術が速くできるから，数多くやっているから，この先生はいいというのは間違い

です．自分の力量をきっちり見切っていれば，足りないものは他人の助けを借りるだろうし，万全の準備を入れるはずですから，手術時間の早さではなく，自分の力量を知っている人が手術に関していえば真の一流ではないでしょうか．

ただし手術をするかどうかを患者さんに決めさせるのは，技術の力ではないですね．多分患者さんと医師との普段のコミュニケーションの中から生まれるものではないでしょうか．知識だけで患者さんを説得できるかというと，それは違う．その後ろにあるもっと大きな何か理念というか，医学以外の知識というか．哲学というか，世間知というか，経験というか，包容力というかそういうものなのではないでしょうか．だから各地で根を張ってプライマリケアでカリスマのごとく敬われている先生というのはみな人間的魅力にあふれています．医療は技術だけで成り立っているのではないのではないでしょうか．これから契約の医療になってきますからますますそれが大事になってくると思います．

オーベンの手術に入ったら教科書に書いてないことを見る

仲田　他のドクターの手術に入った時，たとえばオーベンの手術にウンテンとして入った時の心掛けというのはどうすればよいでしょう．

菊地　Macnabから学んだことは，教科書に書いてないことを見ることです．教科書は隔靴掻痒な感じがあって，筋肉を分ける，骨を削る，黄色靱帯の下を鋭匙ではずす，黄色靱帯の下にサージカルパテを入れる，ということは書けます．でもどういう風に鋭匙を使うか，どういう風にケリソンパンチを使うか，どういう風にエアドリルを使うかは書けない．その書けないところを見るべきです．しかしそれはよほど自分が経験しないとそこに目がいかない．

仲田　たとえばケリソンはどういう風に使われますか．

菊地　ケリソンパンチでしたらケリソンの先を見るのでなくて，ケリソンのあごが硬膜や神経根に当たっていないかを見ます．すると角度が問題になっ

てきます．そういうことはうまく書けない．それから鋭匙だと鋭匙の刃の幅以上には鋭匙は切れないから，鋭匙を刃の幅以上に入れて剝がそうと思ってもできません．意外とそういうことがわかっていない．それから最悪の場合を常に考えて刃物を使う．たとえば神経根の周りの処置をする場合，刃物を神経根に直角に使っていないか，横断するように使っていないか，刃物は常に神経組織に平行に使わなければいけない．それから空間的余裕のあるほうから空間的余裕のないほうに進んでいるか．こういうのはなかなか本には書きにくいところです．

仲田　広いほうから狭い方へですか．

菊地　そうです．解剖学的には必ず神経根管では中枢側が広い．末梢に行けば行くほど狭い．だから神経根の除圧は中枢から末梢にいくのです．中枢のほうが神経根の空間が末梢より大きいからです．椎孔では median fold（真中の正中裂）が一番広いわけですから真中からいけば危なくない．

仲田　言葉にしていただけると，非常に有用ですね．なかなか教えてもらえないですからね．

菊地　言葉にするのは難しいですね．

うまい人の手術ほど手術場がなごやか

菊地　少し次元の高い話になりますが，うまい人の手術は手術場がなごやかな雰囲気です．笑い声や笑顔がたえません．良く手術を知らない人は神聖な場所で笑って無礼だと思うかもしれません．ラウンドしている看護師さん，麻酔をかけているドクターそして，見学している学生，そして助手，術者，みんな一体となって手術に参加しているという気持ちにさせるのは，リーダーがいかに周りに気を配るかです．余裕がないと絶対気を配れません．余裕がないから怒鳴ったり，麻酔が浅いの，器械出しが悪いの，と周りに当り散らすわけです．空気が悪くなるのは手術がうまくいっていない証拠ですからますます手術に悪影響を及ぼす．

　だから絶えずユーモアを意識して見学をさせる．見学させるには時間内に

終わらなくてはならないので，手術それ自体が早くなくてはできません．だから，みんなに参加しているという気持ちにさせるのは相当難しいけれども，本当にいい手術というのは笑顔が絶えず，笑い声が絶えない．そこまでもって行くべきだと思います．そうでない時はよほど難しい手術か，手術が下手でうまく行っていない時です．私はほとんど後者だと思います．

　手術が難しいと思ったらやらなければいい．思わぬ苦戦を強いられていることがほとんどだと思います．ユーモアが消えたらおしまいです．本当に手術で集中しなければならないのは15分くらいです．あとは淡々とやる．見学している学生から先生の手術を見ていると私にもできそうな気がするといわれたことがありますが，それは最高の誉め言葉だと私は思います．私にもできると思わせるのは，一手先を周囲に指示しておいて，水が流れるように澱みなくやっているからです．

脊柱管の中に入って外を見る

菊地　もう一つ，めちゃくちゃ早くてえらい乱暴で，恐いようだというのも一つの誉め言葉です．要するに，脊柱管の外から見ているのではなくて，中に入って外を見ていますので，この辺まできたらというのがわかる．私はエアドリルはスチールだけでダイヤモンドは使いません．だから早くなるのです．ただ学生や弟子に言うのは，「俺がスチールを使うからといって，お前たちにスチールを最後まで使えとは間違ってもいわない．自分の腕の自覚に応じて変えていかないと危ない」と言っていっています

仲田　黄色靱帯に近づいたときはエアドリルどうしますか．

菊地　全部スチールです．

仲田　巻き込んだりはしませんか．

菊地　一度もありません．

仲田　どうして巻き込まないのですか．

菊地　うまいからです．（笑い）．エアドリルは支点を作って操作します．骨を薄くして後は鋭匙ではずします．最後までやりません．だから鋭匙をうま

く使う．鋭匙の使い方が大事だと彼らに言っています．彼らも鋭匙の使い方をよく見ています．最後までエアドリルでやるとしたらダイヤモンドを使わないといけないと思います．

一番の得意は failed back の再展開

菊地　しかし腰椎ではエアドリルは使いません．鑿と鋭匙とケリソンパンチだけです．それで十分いけます．厚い所は最初から鑿で落としておきます．あとはリュエルで薄くしておいてケリソンパンチを入れます．少なくとも，ケリソンパンチが全く入らないほどの狭さというのは，中枢からやっていって意外とない．そういう場合は，ケリソンパンチとリュエルで薄くして，鋭匙で剝がす．椎間孔の横靱帯の骨化も内側からそれで全部できました．だから自分の手術で何が一番得意かといわれたら，failed back の再展開です．私が専門のせいか，failed back があちこちから来ますが，普通は１回手術した場所は瘢痕組織で埋まっているから，正常高位から入れといいます．私も昔はそうやっていました．私が Macnab の所で学んで来たのは最初から瘢痕組織から入ることです．

仲田　訳がわからなくなりませんか．

菊地　なりません．まず上下の軟部組織の正常な所を，鋭的に剝がしていきますね．軟部組織の瘢痕は安全な高さで残しておきます．正常な軟部組織を展開すると，椎弓が露出されて高さが分かります．高さが分かったらその高さで電気メスを使って瘢痕組織を落としていきます．次に，椎弓切除上に存在している瘢痕組織を 02 か 03 の鋭匙で残存椎弓の端から削れば落ちます．落ちたら残存椎弓をケリソンパンチで削ればそこの硬膜外腔は正常組織です．下も横も同様にやります．瘢痕組織を薄くするか，薄くして全部取るか取らないかはそのときの判断です．深さがわかれば取るのは楽です．それは自信を持っていえます．変な話ですが，多分再手術での展開が一番得意です．

仲田　僕は正常の所に入らない限りできないと思っていました．

菊地　これはうちの医局員も本気になって見ています．

仲田　他の人の手術に入った時のことで，他になにかありますか．

菊地　ある程度手術をしている人の場合は，自分の手術とどこが違うかを見るべきですね．違いがあったら，なぜそうしているかを術者に敢えて訊くべきです．

仲田　そのとおりですね．

腰椎の除圧はどう判断するか

菊地　いまはもう悩みませんけれど，除圧が十分かどうかどうして判断するのか，若い頃はよく訊きました．頚椎の場合は，硬膜が除圧されたかどうかは分かるし，神経根が除圧されたかどうかは神経根は腹側に向かっているのでちょっと削れば終わりです．ただ腰椎はどうしても分からなくて，最初，みなに訊きました．訊いた理由は簡単で，神経根の移動性は除圧の目安として必ずしも役にたたないということが前提としてあるからです．私の解剖の結果で，神経根の移動性は個人差が非常に大きいからです．だから神経根が5ミリ動いたから除圧が十分だということはない．神経根の移動性の標準値を出せないならば，それは経験で科学にはなりえない．それで他の人はどのように除圧完了を判断しているかということを大分訊きました．

仲田　先生の答えはなんですか．

菊地　私の答えは，ひとつは神経根の epiradicular sheath の中に含まれている脂肪が出てくることです．最初は硬膜と同じ（手術をやっている同じ）平面で神経根が走行しています．ある所まで椎弓を削って行くと，硬膜と神経根の axilla の所に，脂肪が出てきます．脂肪の分だけ余裕があるという証拠です．硬膜外造影の時，造影剤を尾側から入れても必ずここに漏れて下の隣接椎間に行きます．これがひとつのポイントです．（上は椎弓根ですからどうにもなりません）．ここが邪魔していると判断したら，椎弓根を削るか，（ここを）持ち上げるしかないですから．

　もうひとつは，神経根はある所から腹側に（前に）平均22.4度の角度で出ますので，神経根の角度が変わったらそこで止めます．神経根が椎弓根の下

極を過ぎれば，神経根は前に（腹側に）落ちて行きます．
仲田　どこからでしょうか．
菊地　たとえばL5の神経根はL5/S1の椎間孔を通って外へ出て行きます．上にはL5の椎弓根と下にはS1の椎弓根があります．L5の神経根はL5の下極を境に腹側に向かいます．
仲田　pedicleの下極から腹側に向かうのですね．
菊地　神経根が腹側に向かえばいくら背側を削っても，神経根はもう前に行っているので腹背側の圧迫因子はないわけです．あるとすれば今度は頭尾側の神経根の圧迫になる．神経根はここから腹側にいくわけですから，あるとしたら今度は頭尾側の圧迫です．頭側のL5椎弓根や，L5/S1のbulging discが盛り上がって，神経根は上下で絞扼されます．だから硬膜から椎弓根の下極，すなわち椎間孔内孔のところまでは腹背側の圧迫です．しかし下極を過ぎればそれは頭尾側の圧迫です．神経根の走行が変わったことと，epi-radicular sheathの脂肪が出てきたこと，この2点です．
仲田　脂肪があるということは余裕があるということですね．早速オペ記録に書いておきます．

前日には必ず手術場で器具を確認する

仲田　手術準備ですが，前日の夜はどのようなことに気を配られますか．
菊地　若い人とベテランとでは違うと思います．若い人の場合は教科書をもう一度見ることと，自分の手術記録をもう一度見ることです．手術記録には反省点が書いてあります．（反省点のない手術なんてないと思います．こうしておけばよかったということがあったはずです．）それが手術記録を見ればわかります．
　自分が術者になるあるいは研修医を指導する立場になった人は，やはりイメージトレーニングじゃないでしょうか．私が教授になって口をすっぱく言ったのは，手術場で自分の使う器械を見てくることです．それを徹底させました．意外とみな他人任せです．大きな病院になればなるほど見ていな

い．私は消毒に出す前に器械を全部見てこさせました．よく手術が始まってしまってからあれがない，これがないとなります．手術がうまくいかない最大の理由です．器械が消毒してないとそれだけ時間がかかって流れがせき止められます．いまは全部セット化されていてセットの名前さえ書けばいいですけれど，手術場に前の日に見に行かないことが私に理解できなかった．研修医も自分が術者になるのだったら，少なくても前の日に器械が揃っているか見にいく．揃っているかを確認するためには，どの器械を使うかがわかっていないといけない．非常に大事です．

仲田　パッと見た時，何々がないということが分からない．

菊地　教科書を読んで，使う器械を最低限揃えておく必要があるでしょうね．

仲田　前日はテキストを読む，オペ記録を見直す，イメージトレーニング，道具を確認しておくということですね．ほかにありますか．

菊地　私がたえず気をつけるのは，刃物の切れ味が保たれているかです．私は半年に1回，手術のないお盆休みと正月休みに，必ず全部研ぎに出しています．それから鑿を叩くハンマーは軽いものが入っていることを確かめます．切れる鑿であればハンマーは軽くていい，むしろ軽くなくては危ないわけです．関節外科は重いハンマーを使いますが，そこが関節外科との決定的な違いではないでしょうか．

臨床家の解剖と解剖学者の解剖図は違う

仲田　先生のお勧めの解剖書はありますか．

菊地　いい手術手技のための解剖書がないなというのが実感です．たぶん解剖学者が書いているから駄目なのだと思います．私がいま若い人に，遺体で，私が欲しい手術アプローチの解剖書を作らせています．

仲田　DVDですか．

菊地　そこまでは考えておりません．本で出そうかと思っています．代表的な脊椎の手術，前方法，後方法，Foramen Magnum の拡大術，それから肋骨を切らない進入方法，切る方法，その時だって，肋骨をはずしたほうがいい

のか，はずさないのがいいのか，高位別の検討がされていませんでした．自分でやってみたらレベルによって違うようです．それを解剖できれいに示す．目次を作って担当医に渡してあります．

仲田　それはほしいですね．

菊地　解剖だけではわかりにくいので，その脇にCGかイラストを並べて出すとか，そこに脊椎外科医がコメントをつければいい．なぜここにこの絵が出てくるかは脊椎外科医だったら書けます．解剖学者の書いた本にはそれが少ないです．

仲田　先生，Alon P. Winnieの腕神経叢ブロックの本ご存知ですか．

菊地　知っています．あれはいいです．だからやはりやっている人が書けばいいのです．

仲田　イラストレーターだけが描いたものは使い物にならない．

仲田　先生の仙骨裂孔ブロックの手技が記載されている本はブロックをやるものにとってはバイブルです．

菊地　入らない人には無理に入れるなということですね．教科書には，確かめられないで漫然と書いてある箇所があります．自分で診療や手術をやっていれば，絶えず疑問が浮かぶので，その疑問を追いかければ研究になるのです．

疼痛は単一神経根由来の発見

仲田　神経根ブロックを臨床に導入したのはDr. Macnabですね．

菊地　その通りです．私はその基礎的裏付けから始めて，臨床応用を福島県立医科大学在籍当時から蓮江光男先生の元で取り組んでいました．その結果，手術高位を決めるのに，椎間板高位ではなくて神経根の高位で決定することがfailed backを少なくするためにはきわめて大切であること，そして，痛みを起こしている神経根は，普通は単一神経根であることを見出し，そのことを前に話したISSLS（国際腰椎学会）でのシンポジウムで報告し，雑誌*Spine*に掲載されました．いま，この話をしても「そんなことは当たり前で

はないか」と言われそうですが，当時は椎間板高位を目安に手術をしておりましたので，狭いところはすべて除圧する広範囲椎弓切除が普通でした．しかも，その結果に基づいて症状を起こしている場所だけ除圧するという考え方も，最初は相当批判がありました．いまでは当たり前のことです．「いまでは当たり前」と言えるようになるまでに 20 年以上掛かっている訳です．ですから，この事実は，自分の生涯定めたテーマは一生追い続けなければならないということをも教えてくれるように思います．当時座長をしていた Tront 大学の Tile M 教授が，「I entirely agree with you」とシンポジウムの最後の締め括りに言ってくれたことは，いまでも思い出すたびに当時の感激が甦ってきます．

間欠跛行の分類の発見

菊地　私が手術をしていてずうっと分からなかったのは，腰部脊柱管狭窄の手術で普通に除圧していたら神経根がパッと出るのと出ない症例がある．いま考えると混合型と馬尾型の違いだったのです．馬尾型は神経根の分岐部が尾側だから articular segment で分岐していないのです．だから圧迫を受けない．

仲田　すみませんもう一度言って下さい．

菊地　NIC（neurogenic intermittent claudication，間欠跛行）の分類で，馬尾型では神経根分岐部や DRG（dorsal root ganglia）が末梢に局在しているので，articular segment に存在していないのです．Intraosseous segment の高位で分岐しています．だから圧迫されない．椎弓間隙を開けた時に神経根はないのです．この事実を知らないとどんどん尾側の椎弓を削って，削りすぎる．普通に開けたときは出ないので心配になってしまいます．

　混合型は普通に開けるとぱっと神経根が出てくる．それがなぜだか最初分からなかった．いま考えれば何のことはない．神経根分岐部の高さが混合型と馬尾型で違うからです．だから事実は事実として受け止めることがすごく大事です．

仲田　混合型を発見された時も，痛みは止まったけれども，しびれはぜんぜん変らないことでしたですね．

菊地　あの患者さんが混合型でなかったら，あの分類はできませんでした．だからニュートンの林檎と同じでしょうけれども，知識がマグマのようにたまっていて，それがなにかのきかっけで，一瞬にして解決するのでしょうね．あれもたまたま混合型の患者さんに神経根ブロックを自分でやって，終わって患者さんと一緒に歩いていた時，患者さんが「痛みは取れたけれどしびれは全く変らない」と言った．言われた時に，「あれ，神経根ブロックで取れる症状と取れない症状がある」ああそうかで気がついたわけです．そして，自分のデータをあてはめてみて全部これはいけるということで，それまでに発表されていた当時の主な文献を自宅でざっと調べたら，報告されている症例は全部説明がつきました．

分岐神経（furcal nerve）の再発見

菊地　第5腰神経根をブロックして大腿四頭筋が効かなくなった．患者さんを目の前にしてさえも，この事実を素直に受け入れるのにはすごい抵抗がある．それでだいたいは自分の知識に患者さんを合わせます．ブロックのレベルを間違ったのではないか，移行椎があったのではないかと言っても否定します．しかしそれを受け入れる時こそ新しい発見が出てくるのです．私が分岐神経の臨床的意義を発見したのはそれがきっかけですから．第4腰神経根のブロックをして，drop foot になる．第5腰神経根ブロックをして，大腿四頭筋の筋力低下が起きる．なぜなのか最初分かりませんでした．分岐神経は，神経解剖の原理（神経の筋肉支配は屈側と伸側に分かれている）に合致しないので，研究者は見捨てていたのだと思います．この存在を事実として認め，この存在高位の変異を確認することでいま述べていることが説明できるのです．実際，第4腰神経根の造影像を見ると，しばしば，分岐神経が造影されています．これも，この事実を把握するまでは，見えていませんでした．Traction Spur と同じことです．

血管造影だけで症状が消える

菊地 それから神経の機能には血流がきわめて大事だと言うことですが，なぜそれをやったのか，いまになってはどうしても思い出せないのですが，腰部脊柱管狭窄に伴う馬尾型の間欠跛行を有する患者さんに選択的脊髄動脈造影をやりました．日赤医療センターには，当時大阪市立大の放射線科医が来ていたのです．大阪市大の放射線科というのは，いまでいう interventional radiology の草分けです．そこから医師が来ていたので，selective spinal angiography なども盛んにやっていました．

仲田 Adamkiewicz をやっていた．

菊地 はい．たまたまある所から患者さんが送られてきました．その患者さんに手術前日に selective spinal angiography をやって，次の日，例によって早朝回診に行ったら，患者さんが「先生，症状がなくなっちゃった」と言うのです．それじゃ手術を止めるかといったら患者さんが怒り出した．怒り出した理由は簡単で，手術をやめたらまたすぐ退院しなければいけないからです．それで，なぜ選択的脊髄動脈造影で，症状が消えるんだと言うことになった．

仲田 なんで消えたのですか．

菊地 いまでもわかりません．論文にしましたが，結果的には少なくても血流それ自体は関係なかった．そのときは造影だけでしたので，ステロイドやウロキナーゼを入れたらもっとよくなるだろうと，やってみましたが，ぜんぜん変りませんでした．

　物理的な圧で血管を一時的に広げる，それだけでもよくなる，ということに思いいたりました．造影剤に血管拡張作用があるのでないかと，スウェーデンの友達に実験してもらいました．結果的には，造影剤自体には神経機能改善作用はありませんでした．ということは造影手技が効いたわけです．それから私は血流を研究の柱の一つに持っていった．それで，さまざまな血流改善薬の臨床応用を開発してきました．

臨床で起きる疑問は大事にしよう

仲田　プロスタグランジン製剤ですね．

菊地　それも一連の研究です．いまでは 5-HT2 受容体拮抗薬やシロスタゾールにも有効性が確認されています．

仲田　5-HT2 拮抗薬ってなんですか．

菊地　塩酸サルポグレラート（アンプラーグ）です．だから血流がキーでしょうね．

　馬尾の栄養は何によって影響されるかというと，ひとつは髄液，もうひとつは血流です．これが馬尾の場合は，われわれ共同研究者のスウェーデンのデータでは 6：4 です．まあ半々と考えます．理論的には当然のことですが，手術では髄液も血流も治せますが，保存療法では髄液の流れは治せなくて，血流だけです．血流を治す保存療法としては血流改善が柱になるだろうということです．

　保存療法でよくなる人は，神経組織に対する栄養の支配比，髄液と血流の支配比の比率が違って，なかには血流の比率が高い人がいるのではないか．仮説ですが，そういう人はよくなるのではないか，と考えたのです．しかし動物実験ではあんなに劇的に血流改善薬が神経組織の機能改善に役に立ったのに，いまひとつ人間では結果がでない，その差はまだ分かりません．分からないのは血流改善薬それ自体の問題なのか，あるいはわれわれが馬尾型も神経根型も区別しないで，のべつまくなしに血流改善薬を投与しているからなのか，あるいはもう no return point を過ぎて手術しかない患者さんに使っているから結果的に効果が無いと判定されているのか，これが分からない．きちっと分かるようなスタディ・デザインの研究がまだないのです．今後の問題です．面白いですよね．

仲田　先生はずうっと臨床をなさっていたから，そういう視点を持っておられるのでしょうね．

菊地　われわれ臨床家は臨床から離れたら，生命科学者，基礎医学の人にはかないません．

手術当日の準備

仲田　それから手術当日の準備ですけれど，これは何かありますか．

菊地　いま自分で心がけているのは，手術前には電話も会議も一切取り次がないように秘書に言っています．メールも見ない．僕はその日の仕事はその日のうちに片付けるのをモットーにしているのですが，手術に入る時だけは勘弁してもらっています．

仲田　手術の後，会議などが入っているのはいかがですか．

菊地　1時間だけ間を空けてもらっています．なぜかというとクーリングダウンできない．余裕があるように見えてもそうです．心に安定を保つことだけですかね．

手術中の危機管理のポイントは止血

仲田　オペ中に危機的な状況になった時，いかに自分を落ち着かせるかということでなにかありますか．

菊地　何回も私は修羅場を経験していますけれど，だいたい私たちが修羅場でぞっとするのは出血だと思います．

仲田　IVC（下大静脈 inferior vena caba）を切ったとかですね．

菊地　やっぱり神経を切るというよりは，出血だと思います．修羅場の時は，とにかく1回はパッキングをして手術を止めます．それで別なことをやります．おおよその出血はそれで止まります．それでも止まらなかったら，絶対に粘らないで別の科の先生を呼びます．なぜかというとパッキングだけで止まらない出血というものは，我々の技術では止まらない可能性があります．大変な合併症を起こしている可能性がある．随分修羅場をくぐってきましたけれどパッキングというのは意外と忘れがちです．やはり止めようとしてしまうのですけれど止まらない．まずはパッキングして時間を稼ぐ，それであらかたは止まります．

　うちはドライフィールド（dry field）で手術するという原則を徹底させていますので吸引器は使いません．なぜかというと出血に無頓着になって，結

果的にものすごい出血量になってしまっていることがあるからです．ドライフィールドでやるために，ひとつひとつ丁寧に止めていって吸引器は使いません．ただ大量出血が止まらない時はパッキングです．これが一番のコツではないでしょうか．それで解決しなかったら相当重篤な合併症ですね．

仲田　ドライフィールドというのは電気メスで止めることと，あとはボスミンガーゼを入れるとかそういうことですか．

菊地　私はボスミンはまったく使いません．ボスミンを使って本当に出血が少なくなるというエビデンスがあるのでしょうか．皮膚を切開するときよくボスミンをいれるといいますが，私は使いません．Macnab も使っていませんでした．私は皮膚を切ったときに自在鉤をかけて皮膚や皮下組織を緊張させてしまいます．これでだいたい止まります．それでも出血するときは電気メスで焼きます．ボスミンはまったく使いません．

仲田　脊髄の手術を後方からやるときも全部電気メスで焼いていくのですか．

菊地　焼いていきます．勿論，硬膜を含む神経の周囲ではバイポラーを使います．あと電気メス，ガーゼのパッキング，そしてオキシセル綿いまはサージセル綿というんですか，他にはアビテンだけですね．

手術中の心得―止血を完全にする

仲田　手術中に特に気を使っていることはありますか．

菊地　さきほど言ったように，ドライフィールドを確保するその1点です．手の外科と一緒ですね．ドライフィールドだったらよく見えます．止血が完全でないうちに次のステップに進まないこと．意外と気が焦って進みがちですよね．筋肉から出ていたり，大体術野の端から出血していますが，そういう時は完全に止血して全く出血しなくなってから先に進みます．たとえば脊髄腫瘍のときは取りに入る前に術野の周りにセルシートとかニューロシートとかコットンを貼って周りから血が落ちないようにして，ドライフィールドを確保します．

仲田　dura（硬膜）の前から出血している場合，なかなか分かりにくいじゃないですか．

菊地　アビテンを入れたり，オキシセルを入れたりして止めます．それでも出るようでしたら，1回その部位の操作はやめて，別の所の操作をします．そこをいつまでもやっていると手術が進みません．そうすると5分か，10分後には止まっています．

仲田　勉強になります．手術書を見ても書いてありませんから．

手術記録はすぐ書く

仲田　ついで手術を終わったあとの作業ですがどうされていますか．たとえばオペ記録ですが．

菊地　いまはそういう立場でないのでやっていませんが，日赤医療センターや県立田島病院にいた当時は病室まで付いて行って，患者さんを看護師と一緒にストレッチャーからベッドに移しました．次の手術があるので，説明は全部手術が終わってからにしました．それはどういう意味があるかというと，患者さんは意識がないですよ．でも，看護師さんと一体感が生まれる．それから手術が終わったときは自分が術者であれ，前立ちであれ，レントゲン写真や他の画像では，必ず全部自分でシャーカステンからはずします．これはいまもやっています．それで全員にお礼を言って退出します．医師は若い人ほど余裕がありませんので，私が手術部長時代一番多いクレームは医師が写真を片付けないということでした．写真は必ず自分で片付けます．私がやるのを見ていれば弟子は必ずやります．挨拶は手術に参加，あるいは立ち会ったすべての人，麻酔医，一緒に手術に入ってくれた人，ラウンドの看護師，学生，これは大事です．

仲田　手術記録はどうされていますか．

菊地　私は手術が終わったあとすぐに，手術簿のある所に行って書きます．いまは電子カルテなので入力できるところで口述筆記させてもらいます．印象が薄れないうちに．ただ皮切からすべてではなく，ポイントだけ他の手術

と違った点を書きます．なぜ違ったのかということと反省点です．
仲田　こういう時代ですから反省点を書くと問題になりませんか．
菊地　反省点は，ミスだけとは限りません．術前の評価との差異，よりスピーディに出来る工夫の足りなさなどを含みます．硬膜を破ったなどの事実は，もちろん記載します．隠してもしょうがありません．事実と解釈，あるいは反省点を書くこと謝ることとは別のことだと思います．つい最近も関連病院に顔を出して，カンファレンスに参加したら，術後もよくならない患者さんについて相談を受けたのです．親族の方が何を心配しているかというと，硬膜を傷つけて髄液が出たのですね．それをすみませんでしたと術者は謝ったんですね．それが原因でよくならないのではないかと，家族は疑問をもたれたわけです．それは違いますと説明しました．こういう時代ですから事実は事実として隠さない．その事実がどんな結果をもたらすかについての解釈は書かないほうがいい．事実と解釈はまったく違います．

手術法の選択は患者さんのQOL改善のためである

菊地　それから脊椎外科医には時々ありますけれど，固定術をしたほうがいい，それからインストルメントを併用したほうがいいといった未だ見解の一致の出ていない点について議論や考察をする時，その時に間違ってならないのは，固定術をしようが，インストルメントを併用しようが，われわれの目的はそれらをすることではなく，あくまでも患者さんのADL，あるいはQOL，最終的には手術はアウトカムがよりよくなることを目的にした手段です．

　われわれに求められていることは，アウトカムを改善するために手段として固定術やインストルメント併用が機能しているかを立証することです．しかし残念ながらエビデンスは未だ十分ではありません．むしろアメリカで問題になっているのはインストルメンテーション併用例が増えてきて，大腿骨頸部骨折の手術比率の地域差より10倍近くの乖離がある，これは科学ではないという論文が多くなってきています．当然，インストルメントを使えば

医療費が嵩みますが，嵩んだほどには治療成績は変わらない．それから骨癒合率もあまり変わらない．合併症は多くなった．その挙句の果てには人工椎間板はアメリカではもう保険会社では払われないという声明まで出てしまいました．いま人工椎間板が医師の裁量権で出来るのはヨーロッパだけです．

　われわれが気をつけなければならないのは，患者さんのためによりよいと思ってやっているわけですが，そのためには緻密なスタディ・デザインのもとにひとつひとつ臨床例を積み重ねていくことが，医療が医学になる王道だと思います．それを疎かにすると批判に対して答えられない．答えられないときちんとしたデータがないから答えられないのですが，別な理由でやっているのだろうと勘繰られてしまう．金になるからやっているのだろうとか，だから自分たちのやっていることの立証責任，もし立証できていなければ目的とその理由を患者さんや第3者に説明して，その結果は必ず将来社会に公表して還元する．医師のプロフェションとしての責任をもう少し意識してやらないと，結果として国の介入を招いてしまう．

　国の介入を批判することは簡単ですが，われわれが医療のプロとして認められるだけの貢献や成果の説明責任や立証をしてきたのか．どれだけ貢献しているのかということを社会に向かって発信してきたのか．してこなかった結果がこういう介入を招いたのではないか．プロが前提条件として求められている自己規制や習練システムの確立といった点では，まだ不十分なのではないでしょうか．

医療は代替療法を批判できるのか

菊地　それで代替医療が悪いとか，骨接ぎが駄目だ，マッサージやカイロプラクティックが悪いとかいろいろ言いますが，駄目だという前になぜ駄目なのかを考える必要があります．何で世界中，特にアメリカでは患者さんが高学歴・高収入の人ほど代替医療に行っているのかを考えなければいけない．

　日本でわれわれ日本整形外科学会のプロジェクト事業で腰痛の患者さんがどこに行っているかを調べたところ，かかりつけの整形外科医と代替医療が

半々でした．代替療法は48％くらいです．国民がなぜ行くのだろうということを考える必要があります．整形外科にいったとき，腰痛であれ，肩こりであれなにをやってくれるかというと，医師が触りもしないで，牽引だ，ホットパックだ，薬だと処方される．ところが代替療法に行けば，触ってもらえる，マッサージをしてくれる，話は聞いてもらえる．患者さんの満足度はどちらが高いか．ただし，重篤な状態だと考えると約7割は整形外科を受診しています．見方を変えれば，国民は重症度で受診先を選んでいること，そして大部分の国民は，腰痛なら整形外科と考えていることです．われわれは，この事実を重視して，より質の高い医療を提供して国民の信頼を維持し続ける必要があります．

　われわれの目的は国民がよりよいアウトカムや満足度が得られるような医療を提供し，予防医療に貢献することができればいいのですから．そのためにわれわれは相当の勉強と研鑽をつんでいるのだから，それで啓発活動や指導を代替医療の人たちや，コメディカルにやったらいいのではないか．私の哲学です．私は医師の講演はもちろんですが，そちらの方へも時間の許す限り行っています．それが結果的に医療水準を引き上げて国民の利益につながるからです．

定型的手術ほどトラブルが起きやすい

仲田　定型的手術のときに留意する点は何かありますか．

菊地　脊椎の手術は椎間板ヘルニアに始まって椎間板ヘルニアに終わるというみたいなところがあります．定型的な手術ほど普遍性のある技術を含んでいるので，定型的な手術を非常に大切に，数多く経験することが大切です．そういう定型的な手術ほどいろいろなバリエーションがあります．定型的な手術ほど気を引き締めたほうがいい．定型的でない手術は準備が万端です．自分の経験からするとトラブルはまず起きません．トラブルが起きているのは定型的手術です．ちょっとなめているというか，油断があるんですね．ミクロの中にマクロがあって，マクロの中にミクロがあるという曼荼羅の世界

と同じで，定型的な手術にすべてが含まれているのではないでしょうか．手術手技上，あるいは手術を論理的に進める上での基本がすべて含まれている．それは非常に大事なことです．定型的手術をきちんとスムーズに，水の流れるようにできるようになったら一人前じゃないでしょうか．

新しい手術は結果がすべて

仲田　それでは反対に新しい手術を始める時の留意点はどうでしょか．たとえばいま MED（MicroEndoscopic Discectomy）などがありますが．

菊地　私も新しがり屋で現役時代は，新しい手術は全部一応は飛びつきました．新しい手術をやるにはまず一番は見学に行くことです．私は内視鏡手術の習得時にはフランスのモンペリエに行きました．腰椎の前方手術です．

仲田　いつ頃のことですか．

菊地　だいぶ前です．まず見ることではないでしょうか．それが1点．私の経験ですが，新しいことをやる場合には，うちの医局では遺体を使っての解剖で訓練をしました．何が従来の方法と違うのか，そのときの工夫は何か．そのときに疑問が出たらそれを研究テーマにしました．最低限それは必要ではないでしょうか．それからもう一つは，新しい手術はより手術成績をよくし，患者さん侵襲度，患者さんの負担を少なくするための手段ですから，新しい手術を取り入れるのはいいのですが，それが達成できないと分かったら途中で止めるべきだし，従来の方法に途中で切り替えるべきです．新しい術式を導入することは大切ですが，十分な準備が必要です．導入してもそれにこだわらず，あくまでも手段だから，他の手段にいつでも切りかえられるオプションを用意しておいて，臨むということが大事じゃないでしょうか．意外とそれがやり始まると猪と同じで止まらないのです．それで瑕を大きくする．

　手術には芸術というか職人芸的なところがあって，つい最近も面白いことがありました．脊髄腫瘍は今はモニターを使いますので，髄内腫瘍でも2度3度手術を繰り返して全摘出ということができます．間をおいて3回手術し

ます．1回目は取れるだけとって，また大きくなって境がはっきりしてきたところで2回目をやってとる．あるいは，3回目で全摘する．昔と比べると非常に安全です．それからキューサーもありますので非常に楽です．

　ただし，腕に自信のある，あるいは経験豊かな医師ほど陥りやすい落とし穴があるように思います．われわれ外科系の医師は，常に最先端の技術の導入に熱心です．ただ，いくら最新の技術に習熟しても，しばらくすると必ず次の技術革新が起きます．そのような状況になると，いままで最先端の技術に習熟し，その第一人者と目されている人ほど，新しい技術に拒否的な反応を示します．ですから，外科系の医師は，絶えず新しい技術や知識に関心を持つことと同時に，一度は新しい技術を試してみることも必要です．良ければ，切り替えれば良いのです．切り替えをしなければ，最低限，次の世代の人が新しい技術を導入して，頑張ろうとしているとき，それを妨げるような立場になることだけは避けなければなりません．

　この髄内腫瘍例でもモニターをしていました．医局員に術者をやらせていましたが腫瘍をキューサーで吸引してどんどん進むので，あっと思い，ちょっと止めたほうがいいのではないかと操作を止めました．案の定止めてモニターを図ったら電位が30％下がっていました．やっている本人は分からないのです．だからモニター全盛時代で安全な手術にはなりましたが，やはり勘とかセンスとかはこれからも必要なのではないでしょうか．モニターを流し放しで手術はできませんので．だから技術の伝承というのは非常に大事で，いまバリバリやっている人たちは，バリバリやっているうちから少しずつ次の世代にやらせて，それで指導していくことがスムーズな技術の伝承に繋がる．それは絶対に必要ではないでしょうか．ついつい手術の好きな人や，腕に自信のある人は何歳になってもやっていますから，それはさっきも言いましたが，年齢や地位とともに求められる役割が変わるわけです．

鏡視下手術の習熟法—技術革新に伴って解剖もバージョンアップを

仲田 最近鏡視下手術が出てきているわけですが，鏡視下手術に習熟するトレーニング法はあるのでしょうか．

菊地 日本整形外科学会としてもいろいろ工夫して講習会をやったり，遺体を日本でも使えるように運動をしています．もう少し充実したトレーニングカリキュラムとシステムが必要です．できればメーカーに頼らない学会独自のカリキュラムが必要です．残念ながら新しい技術は海外に行って，そこのメーカーの実験場でやったり，あるいは日本のメーカーのトレーニングセンターでやってます．アメリカではそれが非常に問題になっています．結局利益相反ですよね．だからそれは学会でやるべきなんでしょうね．今後の課題です．

仲田 MED（MicroEndoscopic Discectomy）が出はじめて，それこそ先生のような解剖の知識が必要になってきますね．

菊地 マイクロサージェリーが普及してきて，フラップ手術なんかが出てきたので，求められる臨床の解剖の知識が変わりました．内視鏡が入ってくれば当然それに伴って解剖的知識が変わります．絶えずそれを意識して，解剖は常に技術革新に伴ってバージョンアップしていかなければ駄目ですね．そういうことを意識していまも解剖をやっているんですが．

仲田 先生の脊柱管の中から外を見れるようになるというのは絶対そうですよね．

菊地 MEDでも，いまよく片側開窓で反対側もできるって強調してやっていますが，従来法でもできるのですから，やればできます．しかしできるというのと安全にできるというのはまったく別です．時々「片側開窓両側除圧の治療経験」というような学会発表や雑誌の報告を見かけますが，その中に除圧不足2例とか3例とか出ています．患者側にとってはたまったものじゃない．不安だったら両側を開けろよと思います．だからこれも目的と手段を取り違えているわけです．片側開窓両側除圧をやることが目的ではなくて，

より少ない侵襲で両側の除圧はできるという前提でやっているわけです．ところがその前提が崩れているかもしれない，不十分かもしれないと思ったら，ためらわず両側を開けないといけない．手段と目的を取り違えないことではないでしょうか．ついつい医者は最初に決めた手術方針で粘ってしまうところがあります．

メスを振るわない勇気

菊地　外科医が最も勇気が要るのは，メスを止めると決断することです．私が選択的除圧術を開発したとき，画像上の狭窄があっても，症状に関係ない高位の除圧はしません．最初の数例は，手術翌日に患者さんが歩いて症状が出ないことを確認するまでは，眠れない夜を過ごしました．メスを振るえるからこそ，メスを振るわないことは最も勇気の要ることだと思います．

術後7，8時間が要注意

仲田　術後経過ではどんなことに気を配っておられますか．

菊地　トラブルが起きるとしたら，だいたい術後，7，8時間です．その間はマメにチェックします．いま自分も心がけていて，弟子たちにもいっていることは，覚醒して手足の動くことを確かめてから患者のもとを去るよう指導しています．そうしないと安心できません．術後の経過観察で救われたことはいっぱいあります・

仲田　たとえばどんなことが起こったのですか．

菊地　日赤医療センター時代のことですが，頸髄砂時計腫の患者さんです．術後に髄液漏出を合併し，再手術をしました．その後，急性化膿性髄膜炎を併発したため，抗生剤の全身とくも膜下腔の投与を行いました．そのうち看護師さんが「先生，膝立てができない」と連絡してきました．神経内科の診断は，前脊髄動脈症候群でした．直ちに，選択的脊髄動脈造影を行ったところ，麻痺は完全に回復しました．もう一つは，胸椎カリエスの手術例です．術後に，不穏状態が認められました．報告を受けて，私は勝手に過換気症候

群と判断してしまいました．結果的には，ストレス腫瘍による大量出血だったのです．もう1例の忘れられない症例は，腰椎の後方除圧，固定，インストルメント併用例に発生した麻痺です．麻痺出現後，直ちに開けました．術中に硬膜を傷つけ，人工硬膜を置いたのですが，それがフラップ状になって，その下に血腫が形成されていました．再手術で事なきを得ました．

7, 8時間はなにがあってもおかしくない．術後早期は要注意です．その間は1時間ごとに簡易的なチェックをしています．それを過ぎれば，そのあとは手術に直接関係のないストレス潰瘍など別の合併症の観察です．

こんな忘れ得ない患者さんのことを省みますと，術後の定期的な観察と看護師との密接な連携の重要性を改めて感じます．

20例手術すれば大体わかる

仲田　手術手技の鍛錬法というのはありますか．

菊地　やはり経験するしかないのではないでしょうか．器用不器用はまったく関係がないですから．私が見ているところでは，脊椎にしろ，股関節にしろ，ひとつの手術で20例ではないでしょうか．20例やるとだいたい分かると思います．

仲田　20例が目安ということですね．

文献収集

仲田　手術文献の収集などはどうされておられますか．

菊地　いまはPubMedで簡単に出てしまいます．あと医学中央雑誌ですね．ただなるべくオリジナルにあたるようにしています．オリジナルとあと信用できる人の文献です．

Macnabに言われた言葉で印象的な言葉があります．「手術成績がexcellent 85％以上という論文があったらそれは信用するな．残念ながらいまの脊椎外科の手術は，股関節の全置換術（THA）や，膝関節の全置換術（TKE）のように，100％近く痛みがとれるというのとは程遠い．いくら頑張っても

現時点では85％くらいではないか」と．事実一流の人の手術成績はそれくらいです．現時点ではある程度当たっているのではないでしょうか．なぜかといって腰痛がなぜ起こるかすらまだ本当のことがわかっていないのですから．残念ながらTHA（Total Hip Arthroplasty）やTKA（Total Knee Arthroplasty）みたいにはいきません．

仲田　先生の腰痛の本を2冊買わせていただきましたけれど，本当にEBMの積み重ねですね．分かっているところと分かっていないところが明確に述べられています．集大成です．ところで，先生はどうして私の論文をご存知なのですか．

菊地　田島病院にいた頃，膝と腰の悪い人がいっぱいいました．どちらがメインかわからない人も多数いました．L4の神経根障害＋内側型の膝OAとかです．そういう発想は少なかったけれど，腰の姿勢が他の股関節や膝関節に影響を与えるという臓器相関には以前から大変関心がありました．臓器相関という考え方は脳の内分泌をやっている人，あるいは内科の人にとってはそんなに目新しいことではありません．そういう目で先生の論文を前から読んでいました．先生が研究されておられる，独特のあの膝を曲げたり，腰を伸ばしたり，後ろに股関節過伸展で歩いたりする人が田舎にはいっぱいいます．私の教室の紺野や長総君には仲田先生の論文を読んで考えろとアドバイスしていました．Spine-Hip Syndromeという概念は私の恩師Dr. Macnabが提唱した概念ですが，わたしはSpine-Knee Syndromeということもあるのではないかということで，最初の仮説を積み上げる時に先生の論文を彼らに読ませました．

仲田　うれしいです．

□ 編者要約

1. 一所懸命やれば国境，人種，文化の壁を越えることができる．
2. 出会いは自分の熱意と相手の熱意があって初めて成立する．
3. 人生の扉は自分でなく他人が開く．
4. 親は選べないが恩師は選べる．
5. 頼ってきた人間は徹底して面倒を見よ．
6. 医師は患者さんには「お待たせしました」，寝起きに手を添えよ，スリッパを揃えよ，「何かあったら電話を」と声掛け．
7. 患者さんの孫のこと，農作物のこと，一人暮らしであることをカルテに書け．
8. 研修病院の選び方は組織でなく指導者の「人」に尽きる．
9. 手術件数が多い病院が良い病院ではない（手術適応が甘いことがある）．
10. 自分の力量を見極めている術者が一流である．
11. 他人の手術に入ったら鋭匙，ケリソン，エアドリルの使い方（教科書に書いてない）を見よ．
12. 神経根の除圧は広い中枢から狭い末梢へと進めよ．
13. Failed back の再手術は上下の正常部を露出し深さを知り，その深さで瘢痕をはずす．
14. 他の人の手術では，自分との違いを見，なぜそうしているか聞け．
15. 神経根除圧終了の指標は神経根周囲の脂肪が出てきたとき．
16. 手術前日は必ず器具を確認し，テキストを読み，手術記録を見直し，イメージトレーニングせよ．
17. 刃物の切れ味は常に確認せよ．
18. 手術前に予定を入れるな，電話も取りつがせるな．
19. 脊椎手術で大出血したらパッキングして休め．それでだめなら他科の医師を呼ぶ．
20. 脊椎手術は電メスで止血しつつドライフィールドで．ボスミンは使わない．
21. 硬膜の前の出血はアビテン，オキシセルでとめる．
22. 手術が終わったら自分でX線フィルムを片づけよ．チーム全員にお礼を言え．
23. 定型的手術ほど数多くのバリエーションがある．
24. 術後7，8時間にトラブルが起こる．その間はマメにチェック．
25. 手術の慣れは，ひとつの手術で20例が目安．
26. 「脊椎の手術成績で優85%以上」は信用するな．

全体を見渡す構想力，
集中力，決断力がすべて．
患者の頭を切る前に，
術者の頭を使う．

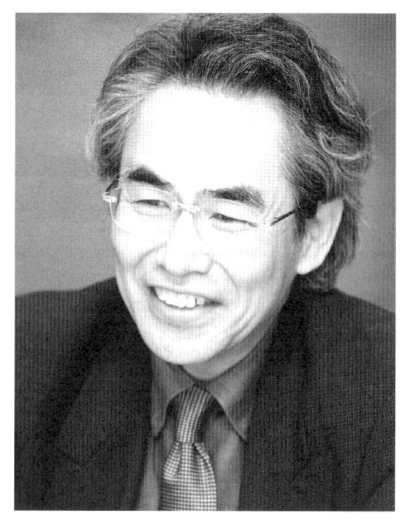

[脳神経外科]
安井信之
（やすいのぶゆき）

秋田県立脳血管研究センター長．
1945年2月24日京都市生まれ．1969年関西医科大学卒業．卒業後同大脳神経外科入局．国立豊橋病院，近森病院，安井病院にて脳神経外科の臨床に従事．1979年より秋田県立脳血管研究センター脳神経外科入局．当時の脳神経外科マイクロサージェリィのスーパースター伊藤善太郎部長に師事．伊藤部長急逝後，同センター脳神経外科部長を継承する．手術症例数は1,500例に上る．なお，わが国における臨床神経学の私設研究施設，名門楷林クリニックにて神経生理学，神経内科学を学ぶ．脳動脈瘤のbasal interhemispheric approachの開発で世界に名をはせる．2009年4月より地方独立行政法人秋田県立病院機構理事長．

父はヒューマニズムの実践家

仲田 京都はどちらでお生まれになったのですか？

安井 生まれたのは左京区，京都市内の北東の方です．当時父が内科を開業しており，そこで生まれました．小学校の5年生頃に病院を京大病院のすぐ近くに開設しました．父が開設した病院（安井病院：現京都民医連第二中央病院）は最初40床の小さな病院でしたが，最終的には240床の病院になりました．父は情に厚く，ヒューマニズムを実践した人でした．戦時中治安維持法で検挙された京都大学の経済学者河上肇さんが出獄後京都に住んでおられましたが，父が最後の主治医を務めた様子が河上さんの日記に出てきますし，戦後すぐの選挙に立候補し日本で最初の政令指定都市の共産党市会議員になった人です．当時はいまと違って医療保険がなく，医療費を払うことができない人が多い時代でした．そのような状況で医療を多くの人に受けてもらうために，開業医としていまの私とは比較にならないほど忙しく働いていました．それでも追いつかず多くの人を診るには病院にするしかないと考えて病院を作り，コミュニズムの理想の実現というよりはヒューマニズムを貫くための手段として，政治にも参画したのだと思っています．政治的な信条は私と違いますが，人間として，医師として非常に尊敬しています．自宅はその病院の一角にありました．

脳神経外科を選ぶ

仲田 そこで育って同志社高校から関西医科大学に行かれた．卒業後大学にどのくらいおられましたか？

安井 秋田へ来るまでの10年間は在籍していましたが，実質大学にいたのは4年くらい，それも「こま切れ」にです．10年のうち1年は博士論文の研究に使いました．その他，麻酔科に3カ月，一般外科の研修に浜松の静岡労災病院に半年，国立豊橋病院に4カ月，高知の近森病院に11カ月，目黒の楢林博太郎先生（順天堂大学名誉教授）の神経科クリニックに1年2カ月，秋田脳研に4カ月，ヨーロッパへ遊びに7カ月，安井病院に1年3カ月いまし

たから，大学で脳神経外科の臨床医として仕事をしていたのは本当に短いです．

仲田 景山直樹教授から誘われて脳神経外科に入局したのですね．

安井 景山先生は当時，半田肇先生（京都大学教授），西村周郎先生（大阪市大教授）と並んで荒木千里先生門下の京大三羽烏の一人で，私の学生時代は関西医大の教授でした．その後名古屋大学へ移られました．景山先生は研究にも教育にも熱心で，先生がそのまま関西医大におられれば私も関西医大から離れることはなかったというか，離れることはできなかったと思っています．私は学生時代には精神科をやろうと考えていたのですが，臨床実習で分裂病の患者さんを受け持った時にそれほど違和感を感じなかったところ，教授からラポールがとれないでしょうといわれて，これはやばいのではないかと思って諦めました．脳や神経に興味がありましたので，神経内科への道も少し考えましたが，最終的な診断を患者さんが亡くなり病理解剖をするまで付けられないのは，私の性に合わないので選びませんでした．決定的だったのは，臨床実習の手術でみた脳が非常に美しかったことで，それに魅了されてしまいました．それで脳外科をやろうと決めたのですが，どこで勉強するべきかを迷っていました．脳外科も外科の一分野なので一般外科を最初に2年ほどやってから脳外科に行くべきか，実家が京都なので京都大学の脳外科に行こうかと悩んでいたので，景山先生に相談しました．すると，「私の所へ来なさい．一般外科と麻酔科は脳外科の研修の間にローテーションさせてあげるので十分です．余分な回り道をする必要なんかあらへん」，この一言で関西医大の脳外科に進むことになりました．

秋田脳研で1500例の脳外科手術を経験する

仲田 その後秋田脳研へ移られた．秋田脳研といえば，僕は昭和53年に自治医大を卒業したのですが，僕らの学生の頃から有名でした．

安井 秋田県立脳血管研究センター（秋田脳研）は昭和43年12月に研究所が開所，病院がスタートし脳神経外科ができたのが昭和44年4月．私が大学

を卒業した年でした．脳卒中医療が本格的に始まった頃にスタートしており，それが発展する時期に当たっていました．その時流の波に乗ったといえると思います．特に，その後，数年して脳外科に顕微鏡手術が導入され，脳卒中の外科治療が脚光を浴びるようになった時期です．その時代の脳卒中外科のスターの一人が，私が秋田に来るきっかけとなった伊藤善太郎先生でした．

仲田 先生は高知の近森病院にもおられたのですね．

安井 近森病院へは，卒後6年目頃に赴任しました．秋田へ移る4年ほど前です．あそこは行けば数多くの手術を自分で経験できることが魅力で，赴任の予定だった若い人に強引に変わってもらって行きました．当時の大学は，手術は見ていればできるという方針で若手の医局員は手術をやらせてもらえなかったので，何としても手術ができるところへ行きたかったからです．

仲田 以来日本の脳神経外科のリーダーとして，脳神経外科学会や秋田の地域医療の両面でご活躍をされ，脳外科の名手として尊敬を集めておられるわけですね．実際に術者として経験された症例数など教えていただけますか．

安井 私の手術経験の多くは秋田に行ってからのものです．秋田に行くまでは自分でやった手術は外傷など全部の手術を合わせても150例はなかったと思います．伊藤先生が事故に遭われて亡くなられて秋田脳研の部長になったのが秋田に行ってから4年目の夏でしたので，その間でも150例程度の手術しか経験していません．その後は部長になったということもあり，何とか早く一人前にならなければと頑張って手術をしましたが，1990年末までに私が脳研で行った開頭手術は全部を合わせて700例少しです．現在までに行った手術を全部合わせても，脳動脈瘤が800例弱，脳腫瘍が420例程，他の開頭手術を全部合わしても1500例程度で，少なくはないですが目茶苦茶たくさんの手術をしているというわけではありません．

ポジショニングは手術のすべてを左右する

仲田 早速ですが，脳外科医としての手術技能をどのように身に付けられた

のか，お伺いさせてください．

安井 関西医大の脳外科は先ほどもいいましたが京大系の医局ですが，京大同様，当時は講師にならないと手術をできない仕組みでした．それまでは下働きです．助手以下にできるのは開閉頭とその助手だけです．とにかく手術は見るのが一番だと言われていました．手術がある時にはなんとか時間を作って，術前から終わりまでできるだけ多く見るようにしていました．

仲田 先生のオペ記録（54 ページから 59 ページ）を見せていただきましたが，ポジショニングを大変重視されているように感じましたが．

安井 脳外科の場合はポジショニングを見れば，どういう手術をしたいと思っているかが大体わかります．その位置取りが悪かったら，余分に脳を引っ張らないと見えるものも見えなくなります．当時は CT がまだなくて，血管撮影しかありませんから，患者さんの写真からデータをどれだけ読み取れるかという診断能力が手術で試されることになるわけです．血管撮影から立体像をイメージし，それを手術に応用するのが脳外科医に必要とされる基礎的能力です．

仲田 私が東大の形成外科で微小血管外科手術の研修中に，ブラジルから留学生が来ていて，その先生がとにかく手術がうまくて，なんでこんなにうまいのだろうとずうっと観察していたのですが，ポジショニングでした．一番やりやすい位置にくるまで手術を始めない．最適になったところから始める．ほかの先生の手術を見ると，「まあいいか」くらいの位置ではじめてしまう．するとひとつの操作に数秒ずつ余計にかかってしまう．全体になると非常に長い時間がかかってしまう．

安井 ポジショニングで間違うと，そのあとの操作全部に響いてきます．むかしの手術台は手動で一度固定してしまえば，手術の最中にポジショニングを変えるのが大変でした．頭の手術では頭部を固定して，ドレープを掛けて全体を覆ってしまっていますので，体位変換をするには手術台の下に潜り込んでやらなければならず，結構大変でしたし，細かな調整は困難でした．最初に手術全体を頭においてセットアップすることが重要です．ポジショニン

Basal Inter Hemispheric アプローチによる動脈瘤手術の第1例目の手術記録（1985年1月）

正中部に小開頭を追加することで，半球間裂の剥離の範囲を狭くでき，視神経を持ち上げることなく pre-pointine cistern まで血腫除去が可能となった．

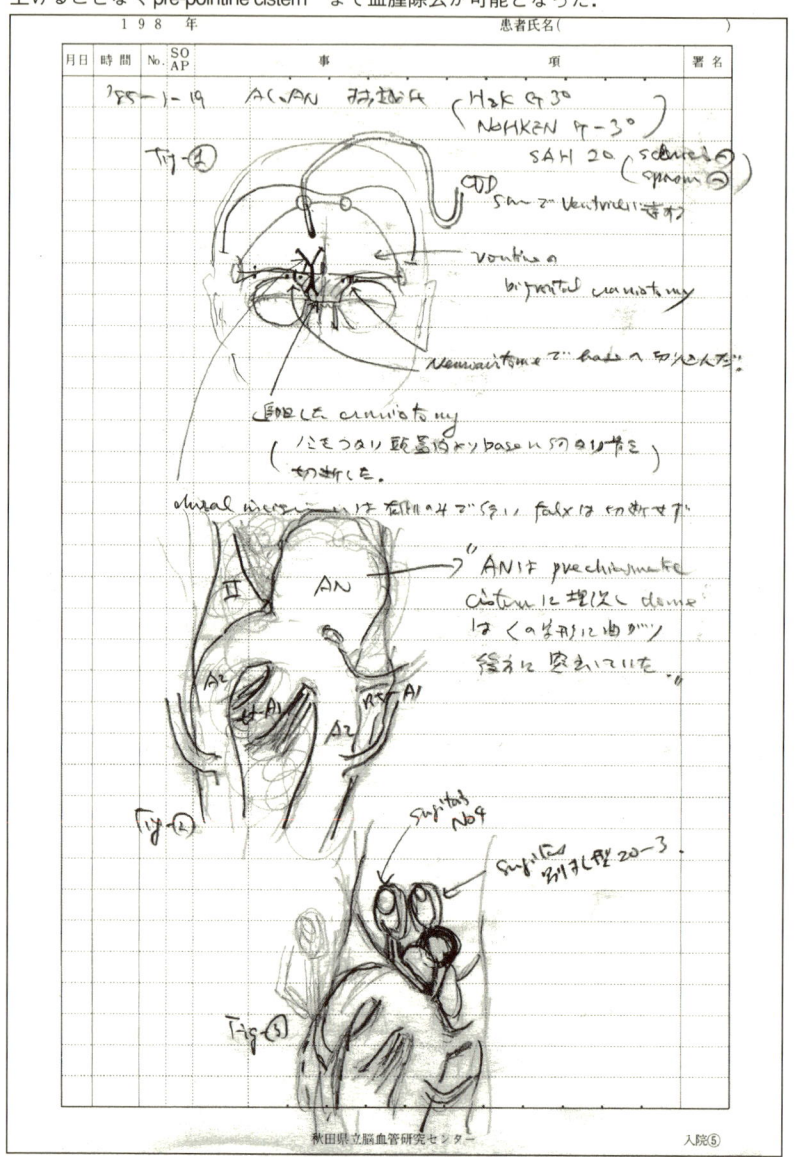

図1-1 術後にカルテに記載したメモ

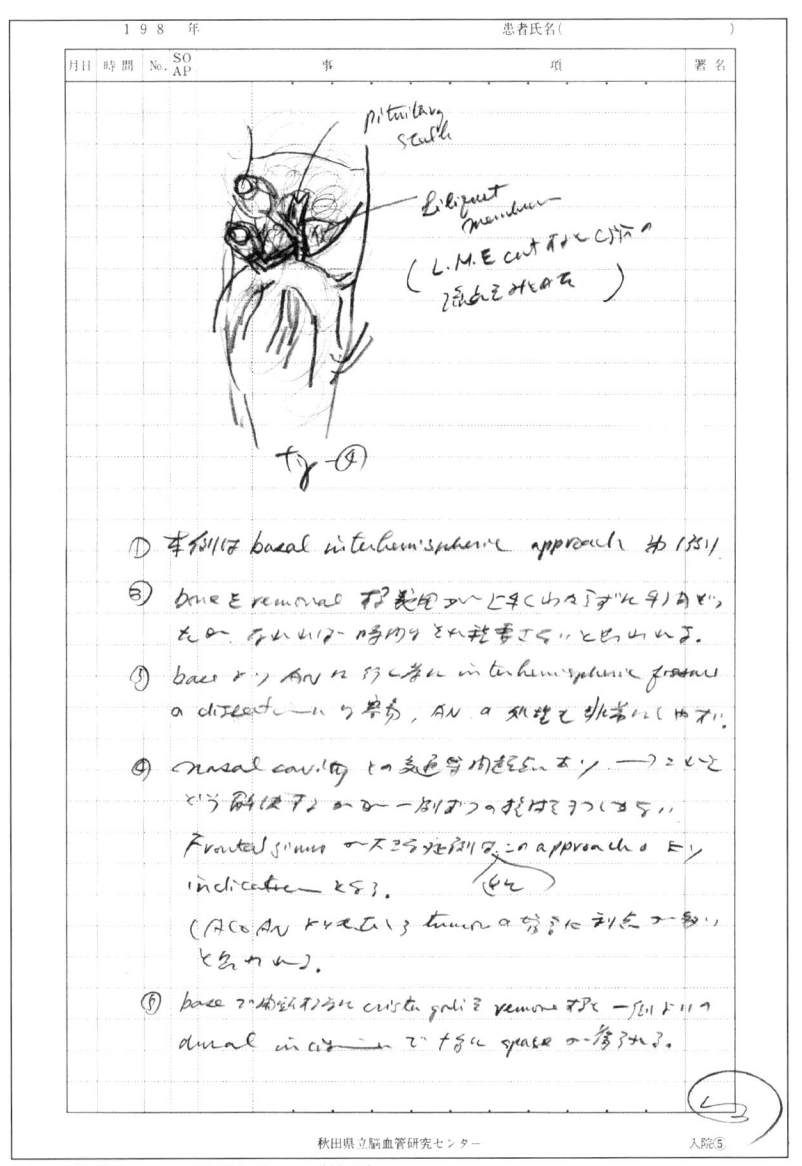

第2章 脳神経外科のトップナイフ　55

図1-2 術後カルテに記載したメモ（続き）

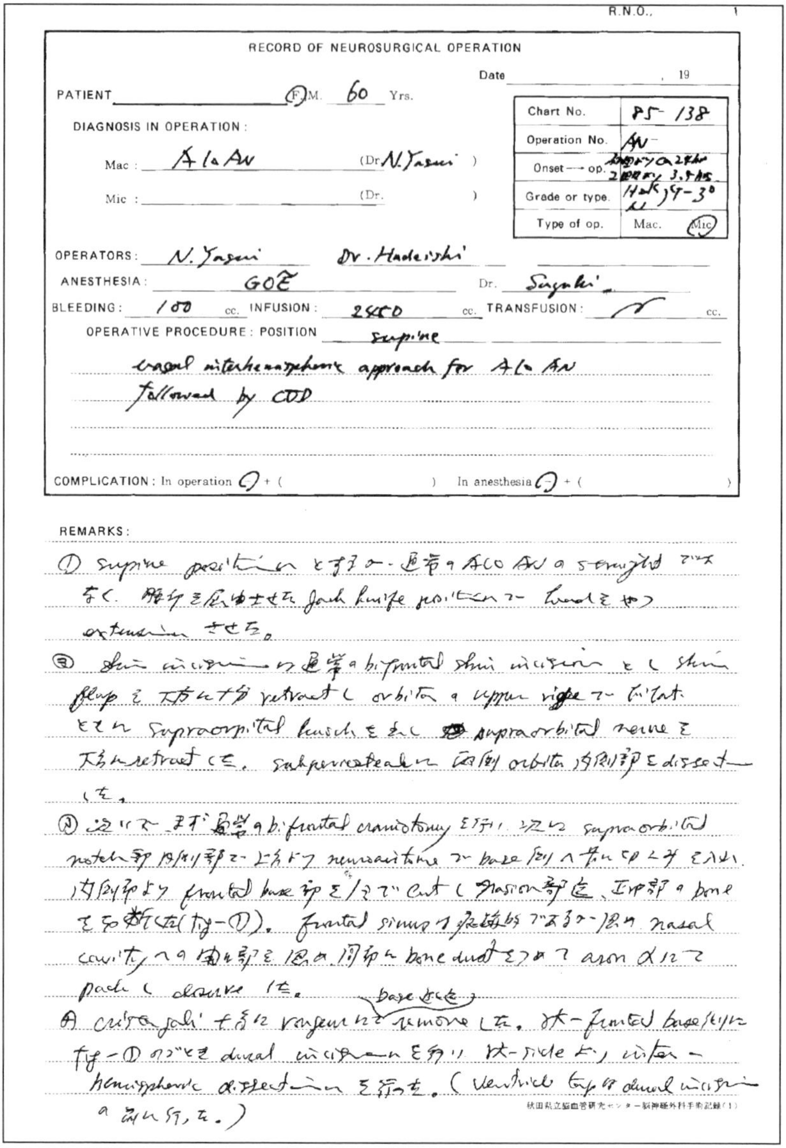

図2-1 手術チャート

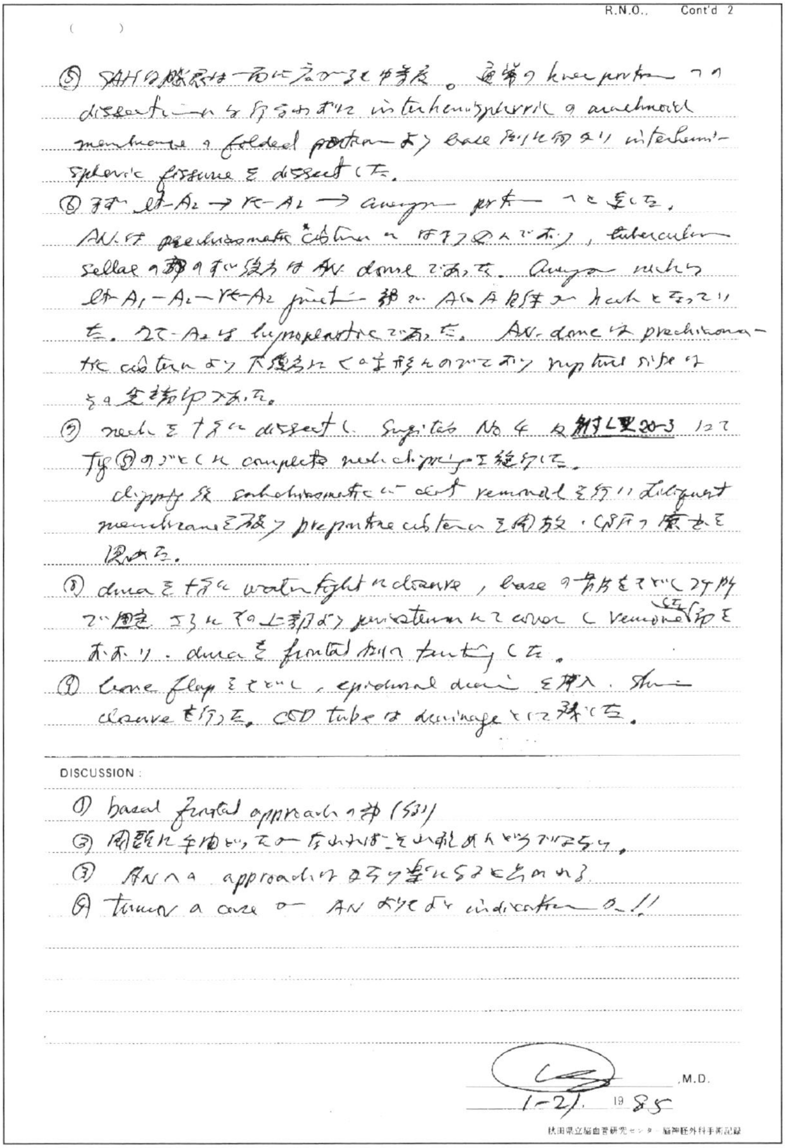

図2-2 手術チャート（続き）

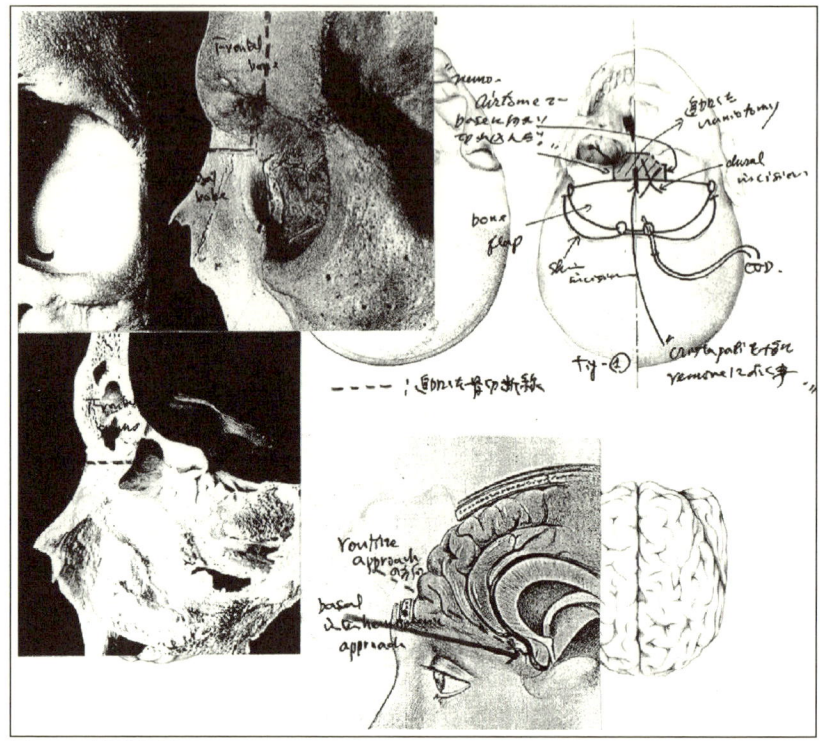

図3-1 手術記録図

グしだいで脳の剝離,圧迫のしかたも違ってしまいます.セットアップを見ただけで,この医師はしっかり考えて手術をしているのかどうかがかなり分かります.

反省をしない人に進歩はない
仲田　手術記録を読ませていただいて感動したのは先生がたが必ずディスカッションをされていることです.
安井　手術がうまくならない人というのは,言うことが決まっています.「この手術は難しかった」,つまり悪いのは患者さんで自分じゃない.自分はちゃんとやったけど,たまたまこの患者さんはこういう理由があって難しかった

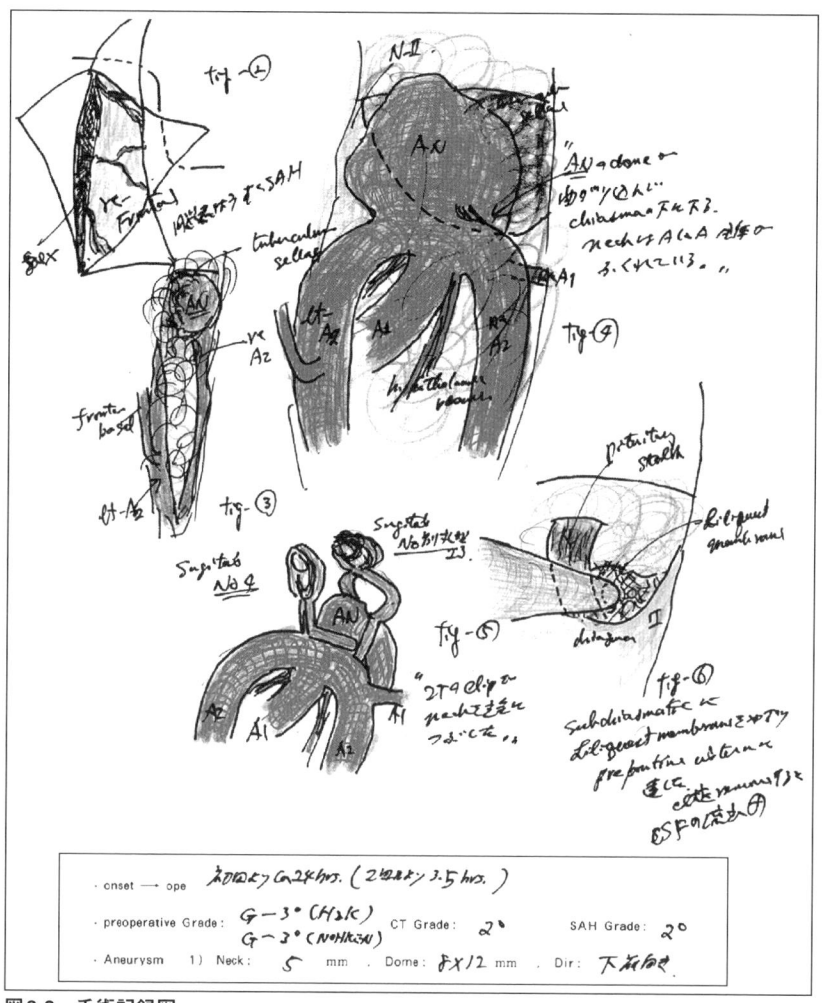

図3-2　手術記録図

と，他人のせいにしてしまう．自分のここが悪かったからうまくできなかったという反省をしない人は同じことを繰り返してしまいます．次の進歩がありません．むかしはこのような手術時の問題点を手術記事に書いても問題なかったですが，いまはこれができなくなりました．こうすればよかったと手

術記録に書くと訴訟時にマイナスの材料になってしまうので書けません．自分のノートに書くようにいまは言っています．

仲田　「大空のサムライ」（坂井三郎，光人社，1987）という本の中で，空中戦のあと必ず部下と一緒に反省会を開いたとあります．それでポイントを拾っていった．なるほどと思いました．僕も下にウンテンがいたとき，オペのあとこうすればよかった，ああすればよかったと反省会をしましたが，それはすごくよかったのです．

安井　手術のあとすぐにやるのがいいです．ちょっとでも時間が空いちゃうと忘れてしまう．ちゃんと続けてやっていると，そういうことを考え，記録することが習慣になり，やることが苦痛でなくなります．このような癖をつけることが一番大事です．これをするには，必ずしも自分が手術をする必要はなくて，人の手術を見ている時でも，自分が術者でやっている気持ちで見て記録することがトレーニングになります．手術をさせてくれないと不平を言う人がいますが，手術を見ないで不平を言う人に限っていつまでも同じ間違いを繰り返します．

仲田　オペ記録の中にあるディスカッションの項目というのは先生が考えたのですか？　初めて見ました．

安井　伊藤先生が考えられました．大学の手術チャートにもコメント欄はありましたね．最近は問題点を書きづらい時代になりました．

研修病院は足を運んで自分の責任で選ぶ

仲田　研修病院はどういうように選んだらよいですか？

安井　後期研修の研修病院ですね．正直分からないと思います．できるだけ多くの病院に行くしかない．そこの病院がどういう研修，つまり外科医を育てるために何をしているかを知るためには，そこに行って見るしかありません．1日ではちょっと分からないけれど，3，4日いれば分かると思います．

仲田　インターネットを見てもだめですか．

安井　いいことは書いてありますけど，書いていることとやっていることは

違います．むかしは大学に所属していながら他の病院を見学に行くといったらそれこそ破門でしたが，いまはそういうところは少なくなっていますから，個人の責任で，自分がなりたいと思う外科医のロールモデルを探すために，いろいろな所へ見学に行くのはあたり前のことではないですか．あなた任せでは良い医者にはなれません．

仲田　そのためにフランスまで行かれていますが，向こうはどうでしたか？

安井　楢林博太郎先生（順天堂大学教授脳神経内科・楢林神経内科クリニック）にヨーロッパの病院を7カ所紹介してもらって，1カ所に最短3日から長い所で10日ほど訪問して回りました．非常に勉強になりました．向こうの脳外科は朝から晩まで手術しかしませんから，3日見ていればどういう手術をしているか分かります．有名な人でもたいした手術をしていない人もいました．一番よかったのは世の中には，全く違う考え方をする医師がいるということが分かったことと，それ以外の時間に多くの美術館めぐりができたことです．

仲田　1回の海外旅行は数十冊の読書に匹敵すると私は思います．

安井　できるだけ若い時に外国に行って，全然違う考え方の人のところに入り込むこと，言葉が通じないので自分という人間を磨くには最高のシチュエーションですね．リサーチでいくのでもいいので，できれば1年か2年行くように若い人には勧めています．それが医師としてのキャリアに役立つかどうか分かりませんが，人間を磨くのに役立ちますし，外国の同世代の人と知り合いになることは，その後役に立ちます．彼らがその国の指導層になりますから，とくに脳外科の場合本当に選ばれた医師たちですから，一層そうです．私は有名なクリニックに行けといいます．そういうところは若い連中も優秀で，いずれその国を背負って立つ人たちですから，彼らと友達になっておくのは将来を考えるととても大事なことです．

3人の尊敬する師との出会い

仲田　自分の指導医はどうして選べばいいのでしょうか．見学して見つける

しかないですかね．

安井　私の個人的な経験では，自分できっかけを作ることも大事ですが，そのような機会を作ってくれる人との出会いも大事です．私は医者になってから3人の尊敬できる先生に出会うことができました．景山先生と順天堂大学の楢林廣太郎先生，そして伊藤善太郎先生です．楢林先生は神経内科医ですがパーキンソン病などの治療法，定位脳手術を独自に開発されたこの道の大家です．楢林先生と伊藤先生に出会うきっかけになったのは高知の病院への赴任です．高知の近森病院の部長だった長尾先生が，秋田に伊藤善太郎というおもしろい男がいるから勉強してこいと言ってくれました．1週間秋田脳研へ見学に行き，その後，伊藤先生を高知に1週間お呼びして手術をしてもらいましたのでまるまる2週間付き合いました．伊藤先生の手術は自分が知っていた手術とはまるで別物でした．ものすごい衝撃を受け，この手術を真似るしかないと感じました．2週間過ごした間に見た伊藤先生の手術や秋田でコピーした伊藤先生の多くの手術記録，その記録に書かれている，先ほど話に出たディスカッションが高知時代の私の手術バイブルになりました．

　長尾先生の師匠が楢林先生だったこともあり，高知の赴任が終わった時に楢林先生を紹介していただき，中目黒の楢林先生の神経学クリニック（通称：神クリ）に行くことになりました．その後，伊藤先生とは学会の時などにお酒を飲み，手術の話を聞くこともありました．31歳頃，父が作った病院で脳外科を始めることを決心した時，まず考えたのは，その前に秋田で手術を研修することで，伊藤先生にお願いして4カ月間研修させていただきました．その研修を終わって京都へ帰った時には，もう二度と秋田に来ることはないだろうと思っていました．

まっているだけではよい指導医には出会えない

仲田　どのようにして人脈を拡げますか．

安井　私の場合は良い上司に恵まれ，指導医に出会う機会をつくって貰えましたが，そのような上司ばかりではないと思います．しかし，待っていたの

では新たな人には出会えないので，周りの人に紹介を頼んだり，これはと思う人に直接話しかけ，まず，見学する機会を作って，自分の目で見て，指導医として信頼できるかどうか判断するしかないと思います．自分の将来がかかっているのですから，この程度のことはしなければいけないと思いますし，人を評価する目を持っていなければなりません．私たちの頃は，インターン制度が廃止になり，医局崩壊を叫んでいた時期でした．全国的に大学の医局に入らない，医局から出ようという時代で，医局のしがらみが少なかったので比較的自由に動けましたが，その後また大学の縛りが強くなり，医局から離れにくい状況が続いています．しかし，自分の一生を託すわけですから，指導医を選ぶのは最終的には自分の責任です．

　指導医を選ぶのは，むかしであれば卒業時，いまは初期研修終了時ということになります．卒業してすぐにこのような判断をすることは難しいと思いますが，いまは問題も多いのですが2年間の初期研修期間がありますので，その間にいろいろな施設や人を見るチャンスを作れます．その意味では現在は指導者を選びやすい時代と思います．問題は数年間の臨床経験を積んだ後に指導医を変えたい場合ですが，私はただ外へ出れば良いと言っているわけではありません．数年間の臨床経験を積んだ後で指導医を変えるというのはよくよくのことです．私の場合はたまたま結果オーライだっただけで，根無し草になっていたかも知れません．矛盾するかも知れませんが，現在の場が不満なだけで移っても上手く行くとは思えません．自分がやりたい目標があり，それが現在の場にないという状況になれば新たな指導医を求めることになりますし，その際にはここで言ったような見つける努力が必要です．

仲田　若い研修医は躊躇してしまいませんか．

安井　学会とかいろいろな機会に話をする．ほんのちょっとしたきっかけでコミュニケーションはできます．若い人が思うほど偉い先生方でも偏屈な人は少ないですよ．人間というのは内輪の人より他所の人に対してやさしいじゃないですか．

仲田　慕ってくればうれしいです．

安井　話をする中で人間性なりを判断して指導者として信頼できると思えば選べばいい．自分の仕事を賭ける人ですから，自分の責任で選ぶしかない．そういう人と出会えるかどうかは，その人の運命かもしれない．待っているだけで努力をしなかったら，向こうからやって来るとは思えません．学会でもいい，地方の研究会でもいい，話をする機会をたくさん作るのがいい．しかし，売り込むためにはこちらにも知識や魅力がなかったらだめなので，それなりの準備は必要です．

セルフトレーニングの環境はいくらでもある

仲田　研修病院は手術件数が多いにこしたことはないのでしょうが，少ないところに行ってしまったらどうしますか？

安井　豊橋の国立病院に赴任したことがあります．その時は高齢の部長が1人おられましたが，病棟の仕事は実質的にほとんど私の担当でした．手術がほとんどない暇な病院で時間は有り余るほどありました．その時はラットでマイクロサージェリーのトレーニングを何時間もしていました．顕微鏡を空いていた部屋に置いてラットの頸動脈を吻合し，そのあと標本を作ったりしました．時間があればやれることはそれなりにあります．むかしと違っていまは手術を勉強する材料は山ほどあります．解剖書も手術書もたくさんあります．私が脳外科医になった頃は，手術書はKempeのもの1つしかありませんでした．（註：*Kempe's Operative Neurosurgery（2-Volume Set）* 2nd ed. 560 pp. 568illus 200, SPRINGER VERLAG）．さらにまだCTがなかったので，血管撮影の読みが非常に大事でした．血管撮影の像からどういうふうに動脈が見えるはずだと考える．

仲田　二次元から立体を考えるのですね．

安井　CTがない時代にそういうトレーニングが存分にできたのが，自分にとってハッピーだったと思います．血管写から立体を考えて頭の中に構築するというトレーニングをいやになるほどやりました．当時はそれを絵にしてカルテに描かないといけなかった．

いまは血管撮影を読めない人が多いですね．その代りCTなどで立体的に血管像が出てきますから，昔に比べれば立体感をとらえやすいのでlearning curveが速くなっています．手術書もたくさんあるし，手術のビデオも売られています．手術をトレーニングする環境ははるかに良くなっています．
　ただし，ビデオは編集されていて，良いところしか出ていないことが一番の問題です．
仲田　失敗したところは出ていませんね．
安井　人に見せるためにはそうせざるを得ない．市販されている編集ビデオを見るのも大事ですが，できるだけ最初から最後まで手術の全体をビデオで見る機会を作る．セットアップからskin to skinの手術を記録したビデオが秋田脳研には結構あります．そういうものを見て頭の中にイメージをつくることも大事です．

手術イラストは単なる写生ではない

安井　それから人の手術を判断する時には，手術記録を見ますが，手術記録の絵は単なる写真ではありません．ひとつの絵の中に時間軸が入っています．こういうふうにしてやってきたということが絵の中に入っています．そういうことをひとつの絵の中に書き込める人が手術を理解している人です．写真のようにひとつの場面を切り取ってそのままなぞって絵を描く人がいますが，その人はビデオをみて画像をポンと止めて書いているのですが，手術をあまり理解していないと思います．伊藤善太郎先生が，「*Microsurgery of Cerebral Aneurysms*」（ELSEVIER・NISHIMURA 1985）という手術書を作りかけの時に亡くなられたあと，われわれが引き継いで作ったのですが，その時に同僚の上山博康先生（現旭川赤十字病院脳神経外科部長）の描いた絵が抜群に分かりやすかったです．
仲田　プロのイラストレーターだと外科解剖がわかっていない．
安井　プロはビデオを止めて書いています．解剖の知識がないので描いた絵は平面的です．ビデオの画面は平面なので前後関係や立体関係が分からな

い．手術で何がポイントかが分からない．絵を見ても実態が伝わって来ません．絵としては奇麗ですが中身がない．この手術書のページを繰っていくとそれぞれ誰が描いた絵か一目瞭然です．上山先生の絵は必要なことしか描いていませんが，知りたいところが良くわかり，しかもその絵自体がプロ顔負けの上手な絵です．

仲田　ポイントを押さえている．いや，実に面白い．

指導にはトレーニングのプログラム化が必要

仲田　指導医の選び方が自分の将来を決めることは分かりましたが，先生ご自身が指導医としてお考えになる指導医の条件とは何でしょうか．

安井　私は，「見ればできる」派なのです．あまり細かく教えてこなかった．それはいいところもあるし悪いところもあります．私自身が手術を教えてもらったという自覚がなく，他人の手術を見て学んできたという経歴ですので，それが当たり前だと思っていました．私でもできたので教えなくてもできるのが当たり前と思っていました．少なくとも脳外科を選ぶような人はそれぐらいはやるだろうと私は思っていて，あまり親切に指導してこなかったことは確かです．それではまずいとある時期気づかされました．若い人は，自分ができないのは教え方がまずいと言います．

仲田　他人のせいにする．

安井　それからチャンスが与えてもらえないからだという．こちらはできないからチャンスを与えないのですが，若い人はチャンスをくれないからできないという．今の若い人は，自分が切り開いて作り上げて行くというトレーニングを受けていません．そこに私と若い人とのギャップがありました．

仲田　たとえばどんなことがありましたか

安井　若い人からとてもそこまではやれないと言われた時期がありました．私は average な脳外科医になれとは望んでいません．Average な脳外科医になるのであればある程度のプログラムを組んで指導していけばよいと思いますし，その程度の仕組みは既に作っていると思っていました．一方では，

私自身が常に手術の発展途上で，絶えずどうすればより良い手術ができるかということを考え続けていました．未破裂脳動脈瘤の手術成績をまとめた時に，経験の少ない人の手術成績が熟練者よりも悪いという結果が出ました．言葉が悪いのですが，当時，未破裂動脈瘤は手術の練習台という風潮が広がっており，それに警鐘を鳴らす意味で未破裂動脈瘤の手術はある一定の経験を積んだ熟練者に限るべきということを学会で発表しましたし，それほど難しくないと思われる症例の手術も私が行った時期がありました．そのような手術であっても絶えず新しい試みを考えながら手術をしており，手術が変わって行くのを実感していましたし，私がそのような手術を見せることが下の人の勉強になると信じていました．しかし，それを見ている人にはそのことは全く理解されておらず，下に手術をさせず，ただ，好きでやっているとしか理解されていなかったようです．このようなギャップが不満としてうっ積していることを日常の診療やミーティングで感じるようになりました．

脳外科医として手術をする以上は top を目指すべきだし，そういう人は他人の手術を見ておればその意図を分かって手術ができるようになるし，そういう人が脳外科を選んでいると勝手に思い込んでいたように思います．できない人を見ると腹が立ったのもそのためでした．ギャップを感じた頃から，皆が必ずしも top を望んでいないと思うようになりました．一方では，本当に上手くなるヤツはほっておいても伸びるということは分かっていました．私も色々な手術を行ったことで，術者のレベルに合わせて段階的に習得させる仕組みがあれば任せても大丈夫という目安を実感できるようになっていました．そのように average な脳外科医を育てる仕組みを作るのが必要ではないかと私が思ったことと下の人の不満に思っていたギャップが重なり，それが後期研修での手術トレーニングの仕組みの作成へと繋がって行きました．

トレーニングとインフォームドコンセント

仲田　研修医に手術をトレーニングする場合，医療倫理的な問題として患者

さんや家族に対するインフォームドコンセントですが，難しい問題ですがどうされておられますか．

安井 インフォームドコンセントは現在では当たり前のことですし，当然患者さんには説明義務を求められます．研修医が「私は手術が初めてです」といったら患者さんはだれも承諾しません．

　初めての手術から100％の手術をしなければならないのですが，それは不可能です．しかし，それが求められる時代になってしまいました．その中で外科医をやっていくのは，敷居が高いですよね．これがいま外科医を志望する人が少なくなっているひとつの理由だと思います．

仲田 昔は研修医でもどんどん手術をさせてくれましたけれどもね．いまはそうはいきませんね．

安井 いま研修医に手術させようとしたら，患者に了承を取らなければならない．ですから，いまは「チーム医療でやっています」という言い方しかありません．

仲田 なるほど．

安井 「秋田脳研の一人の医師がやるのでなく，チームとして責任を持ってあなたの手術をします」という形です．そのチームの中にはトレーニング中の医師から，熟練の医師までいる．誰がやったとしても最終的な責任はチームにあるからお任せください，という形です．そうしないとすべてが個人の責任に転化されてしまいます．こうすることでチームには結果に対する責任が出てきますし，チーム内のお互いの信頼関係も出てきます．

　しかし，医療という必ずリスクを伴う行為を，その時代の一般的な治療を行った結果について，結果が悪かったからといって個人の責任を問うべきではありません．何か問題が起こるとすぐに悪いのは誰かを追求する．なぜこのようなことが起こったのか，問題がどこにあるのかを調べて再発防止に本来なら結びつけるべきですが，このような悪者探しを繰り返している限り，安全対策とか，原因を除去することには結びつかない．それが最悪の形で現れたのが，福島の大野病院の産婦人科医事件です．医師の手術がヤクザの殺

傷と同じレベルでしか考えられていないこの国の異常さです．それを多くの人が異常と思わない状況になってしまっています．

仲田 無罪になってよかったですね．

安井 そうでなかったら大変ですよ．ますますまともな医療を目指す人がいなくなります．

仲田 医療崩壊が加速されるでしょうね．

日本に不十分な外科医の養成の土壌

仲田 先生の所のトレーニング・プログラムを読ませていただきました．すごいですね．何回もビデオを見せて，そのあとでやさしい動脈瘤から手術させていく．

安井 それは普通のことだと思います．日本の場合は，トレーニングは個人の問題とされていました．しかし，その場合でも，ここに書かれている程度のことは上手くなる人は強制されなくてもやっていたと思います．ここは難しいところで，誰もがそのようにはしない，できないといったほうがよいのかも知れません．そこで，そういう仕組みを作って，その中に人を組み込んで行くという考え方です．脳外科の場合，一つの医局に多い時は年に10人以上も入ってしまう．その人たちを一つの医局で育てることは不可能です．大学の場合には，その人たちが関連病院へ出て，その病院でトレーニングを受けるという形なので，各病院別に見れば多いということにならないかも知れませんが，関連病院といってもレベルは様々ですから，一定の質をすべてのレジデントに保証する仕組みにはなっていないと思います．

仲田 先生は2年に一人と書いています．

安井 秋田脳研の手術数では1人の人に30例の手術をさせることにしていますので，責任を持って術者を育てるにはそうせざるを得ません．日本には外科の医局であっても入局した医者を一人前の外科医に育てるという根本的な土壌がないと思います．

仲田 どこもないのでしょうか？

安井　すこしずつできつつありますけれども，まだまだ不十分と思います．それが典型的に表れたのが前立腺の腹腔鏡手術による医療事故です．患者さんが亡くなった因果関係については，手技自体が必ずしも原因ということではないようですが，教育する仕組みのないところを個人の努力で何とかして工夫してやることで済ましてきたことが問題だと思います．いままではちょっとした事故があっても表面に出ずにすんでいたかもしれませんが，いまは少しのことでも表に出てくる時代です．大学は論文や学会発表をすることを優先し，外科の技術者を育てるという意味での責任を果たしてこなかったのではないでしょうか．外科医としてのスキルを外科の医局に入ってきた人に担保することを全体の仕組みとして取り組んでこなかったことが問題です．技術に対する評価が日本では抜けていたと思います．臨床の科でありながら，外科系の教授を選ぶ時に研究や論文数が重視され，臨床経験や手術のスキルが評価されていないということが良く言われます．逆に，手術が上手いということで選んだのに実は反対だったということもあるようですが．

仲田　プログラムができたのはいつですか？

安井　最近です．6,7年になりますか．プログラムを作るのに2,3年かかっています．

選抜は厳しいが，責任を持って養成する欧米のシステム

仲田　海外でもそうなっているのでしょうか？

安井　アメリカだと年間800件の脳外科手術をする病院でも1年間に採用するレジデントは2人です．ものすごい難関です．その2人が1日交替で当直しているわけですよ．ですから非常に厳しいですがトレーニングはいやというほどできます．有名大学でも脳外科医になれるのは2人だけですから，脳外科医になること自体が難しいすごい競争です．アメリカ人でもそれだけ厳しいトレーニングを受ける．なぜだと思いますか？　専門医になると給料が年間1億円になるんです．

仲田　（笑）

安井　要するにやってそれだけのものを身につけたら評価されるという仕組みができている．これはアメリカに限らずどこの国でもそうです．ハンガリーでは国全体で今年はレジデントを何人とるか脳外科学会で決めていました．

仲田　そうですか！

安井　私がハンガリーに行った年は，今年は採らないことにしたと選考担当の教授は言っていました．なぜかというと，脳外科医は十分いる．今年レジデントを採用すると脳外科医は増えすぎると言っていました．こういう規制をするのが当たり前なのです．その代り，採用した人を徹底的に教育し，責任を持って脳外科医として育て上げる．選抜の段階で，その人が脳外科医として本当に適性があるかどうか詳しく吟味するのです．国全体で1人とか2人の話ですから，選んで外れれば大変です．それだけに選抜は非常に厳しいです．日本の場合，たとえば脳外科医になりたいと手を挙げれば誰でもなれます．これはどこの科でもそうですが，そこがそもそも間違いだと私は思います．脳外科を選ぶ人というのは，脳という人間の根源に手をつける人なわけですから，それなりの責任が伴います．それを自覚しない人が脳外科医になったら碌なことは起こらない．これは脳に限らずどこの科でも一緒ですが，医師はそういう職業なのだという意識を持ってもらいたいですね．そのうえで脳外科を選ぶ，整形外科を選ぶ．内科医の場合は，目安は診断であり，薬ですので判断が難しいですが，内科医にとっては薬を選ぶのは外科医のメスと一緒だという意識をもつ内科医であってほしい．これが医師の基本だと思っています．病人を相手にするのはそれだけ責任のある仕事です．今の日本の大学医学部には医者になりたいから医学部に進んだという人よりも，ただ単に試験の成績が良くて偏差値が高い人が医学部に進む．また，周りもそのような指導をしています．それがいまの医療界の不幸の一つであり，いろいろな事件が起きている遠因になっていると思います．金をかけないと医師になれないから，医師になって掛けた金の元を取ろうとする．このような人だけであれば健全な医療は育ちません．幸いなことにこのような人はほんの

一部ですが，マスコミは何かあればそれがすべててのような書き方，報道をしますので，そのような医師像が広がってしまいます．私も親を見ていて食いはぐれがないと思って医学部に進んだ人間ですので，大きなことは言えませんが，医者という仕事を小さな時から見ていましたので，医者にとって何が必要かは分かっていたつもりです．

術者の立場で手術見学をする

仲田　他の医師の手術に入った時の心がけは？

安井　自分が手術をするのを第三者的な目で見るのと一緒です．なんでこの人はこういう操作をするのか？　ポジショニングから始まって，それぞれに考え方があるわけですから，それが何かを考える，疑問があれば聞いて確認することも大事です．自分が手術をするのと同じ心がけで入るのが基本です．なぜこの人はこの角度で頭を固定して，こう切るのだろう，どう操作するのだろうと．そのひとつひとつに理由があるはずです．その理由が自分の考えと一致しているか，たえずすり合わせをする，ということを繰り返していれば，自分が手術する時に違和感なくできるようになる．そのような心構えを持つということを普段の姿勢にしていれば難しくもなんともない．それが自分の手術をスキルアップすることにつながります．それはどの科でも一緒だと思います．

仲田　別の科の手術を見ても勉強になりますからね．

安井　私がいままでに見た手術で一番うまいなと思ったのは秋山洋先生（元虎の門病院院長，消化器外科）の食道外科の手術ですね．高知の病院にいた時にその病院の院長が食道癌の手術で招いたのです．私は麻酔を担当しましたが，秋山先生の手術を見ていると本当に手際よくサッサッサと食道を取って胃を持ち上げて手術が終わっていく．それでいて全然難しいことをやっているとは見えない．特別細かな操作とも見えない．いつのまにか手術が始まって，終わってしまった．不思議と出血もしませんでした．今から30年以上前ですが，この人は本当に手術が上手いなと思いました．なぜそうなの

かと考えましたが，こうすればどうなるということがあらかじめ全部分かっている，つまり一瞬一瞬にその場の状況と周りの状況，更に今やっている操作が全体の流れのどの部分に当たるのかが全部分かっているので操作の途中で詰まることがない．空間軸・時間軸のオリエンテーションがついているので余分なことをせず，必要最小限のことだけをするので時間が掛からないのだと思いました．もちろん，それを支える基本的な手術手技をマスターしていることは言うまでもありません．

仲田　ここを切れば出血するはずだとか．

安井　手順の中であらかじめ処置をしているはずです．こちらは初めて見る手術ですから詳しくはわかりませんが，感動しました．いままで見たうちで，脳外科医を含めて一番上手だと思います．秋山先生にそう話したら，食道外科をやらないかと言われましたが（笑）．

救急を診る神経内科医が足りない

仲田　先生のご指摘で驚いたのは，神経内科が脳卒中を診ないのですか？

安井　脳卒中は神経疾患の中で最も頻度の高い疾患です．なおかつある程度治る病気です．神経学的な症候も多彩で興味深い病気であるにも関わらず，神経内科医が興味を示さない．治らない変性疾患や筋肉疾患にしか興味を示さない人が大多数です．最近さらにこの流れが加速されています．血栓溶解剤 tPA が診療に入ってきました．これは発症から 3 時間以内に治療を始めなければならないので，24 時間患者が来ることになる．しかし神経内科医には救急をやりたくない人が多い．誤解を招く言い方ですが，日本には脳卒中を診るシステムがないといっても良いと思います．秋田脳研でも，今変えようとしていますが，これで十分という仕組みには残念ながらまだなっていません．日本の救急医療は医師の善意で維持されています．医師が自分の身を削ってやっていて，ごく一部の救急部を除いてシステムとしてはできていないと思います．

仲田　こういうものだと思ってしまっている．

安井　それがいま破綻しているのです．若い人たちはそんなことにつきあっていられない，年配の医師も自分が消耗してこのまま続けていたら自分の命が危ない，当然自己防衛します．医師が不足しているうえに救急の仕組みがない．それを今までは医師の善意にゆだねていた．それは嫌だと医師が言い出したのです．医療崩壊の大きな要因です．仕組みを作っていないというのが根本的にあるのに，tPA という薬だけ認可してしまった．神経内科医でtPA をやりたいと思っても，その時に病院に神経内科医が 2 人しかいなければ負担が多すぎます．「私は発症から 3 時間以内にこの病院に行きました．にもかかわらず tPA 治療が受けられなかった」と訴えられる可能性があります．自己防衛のために当院では tPA はやらないと言わざるをえません．そういう病院がたくさんできています．

仲田　神経内科医の数も少ないですからね．

安井　本来なら脳外科医の 2，3 倍の神経内科医がいて，そこで選択して外科的な症例を脳外科医に送るのがグローバルに見ると普通ですが，日本はそれができない．そういう流れを神経内科に作ってしまった大学にも責任があります．むかしは脳卒中を一生懸命やっていたのは神経内科ではなく循環器科です．代表的なのは大阪大学の第 3 内科，九州大学の第 2 内科で，古くから脳卒中を診ています．他にも脳卒中を研究している大学はありますが，一部を除き臨床をどれだけやっているかはよく分かりません．内科系で一番脳卒中を診ているのは国立循環器病センターです．ここでは九州大学と慶応大学出身の人たちが発足時から中心となり脳卒中を診て医者を育てています．ここで研修を受けた医師が西日本で脳卒中を診ていますので，内科系で脳卒中を診る人が西日本には多いのですが，東日本では内科の人が少なくて脳外科医がほとんどの脳卒中を診ています．

脳卒中のケアは Stroke team で

仲田　2，3 カ月前に Lancet で脳卒中の総説が載りましたが（*Seminar*：*Stroke*, the Lancet, May. 10, 2008）その中で SCU（Stroke care unit）を激賞

していました．SCUがあるとなぜ成績があがるのか，ICUとSCUの違いはなんですか？

安井 違いはstroke teamがあるかないかです．脳卒中を理解している医師がいて，それをサポートする看護師がいて，それからリハのスタッフがいて，脳卒中全体を急性期からケアできる仕組みを持っているかどうか．それから24時間診断ができる仕組みがあることも必要です．

仲田 血管造影もSPECTも緊急でやるのですね．

安井 やります．いまは3DCTやMRなど，かなりの検査をすぐに行い診断できます．そのstroke teamが24時間対応して，急性期からリハも含めて適切な治療をやることによって合併症も少なくできます．これらの総合的な効果で成績が良くなります．脳卒中で大事なのは最初の24時間，特に脳梗塞では最初の1～2時間です．診断して必要な治療を行う，その後のケアをきちんと行って悪化を予防すればかなり良くなります．病気の種類によっては患者を選んで手術をする場合もありますが，strokeを全体として診る仕組みがあるかないかによって治療成績は違ってきます．SCUは施設ではなく，治療の仕組みと考えたほうが良いと思います．このような仕組みがないと医師によって診療の方針が異なったりする．病院として一つの方針で脳卒中を診ていくということを日常的に行っていれば，新薬が出た場合などに治療の進め方を変更することで，治療成績を比較するということもできます．ある意味でリサーチ面も含めたトータルな診療も可能となります．私のところでは，そのような仕組みとして脳卒中診療部というのを始めました．

仲田 そこでは内科医が診ても外科医が診ても同じ診療内容になる．

安井 病院によっては，神経内科，脳外科だけではなくて，同じ一つの科の医師でも治療方針が変わるところもある．同じ病気なのにこれは問題で，本来あってはならないことです．このような日本の現状に一石を投じることが，秋田脳研で脳卒中診療部を始めた理由です．

仲田 SPECTやMRIを24時間動かすとなると放射線技師も拘束するわけですね．

安井　秋田脳研では待機という形をとっています．脳卒中をセンターとして診療する仕組みを作ってこなかった日本に問題があると思います．今年の1月に厚労省の視察でドイツに行きましたが，ハイデルベルグ大学のstroke teamは神経内科医が3交代で24時間いつでも対応していました．人口60万人の地域にこのような施設は1か所のみです．そこへその地域の全部の患者が集まる仕組みです．1年間に120人くらいのtPA治療を行っていました．集中化することによって効率もよくなる．日本でも今後医師不足となると，このような仕組みを作らなければなりません．今医学部の定員を増やしても医師が増えるのは10年先ですからね．それまでなんとかしのぐためには，少ない医師を集中して治療する，そういう仕組みを作っていくのが大切です．レベルを維持しながら医療を行っていくにはそれが不可欠です．

脳卒中にかかる莫大な経済的，社会的負担

仲田　秋田県でも脳卒中の死亡がずいぶん減少していますね．

安井　秋田県も，全国的に見ても脳卒中の死亡率は減少していますが，発症率は変わっていません．いまでも秋田県の脳卒中死亡率は全国のベスト3です．この原因は秋田県の高齢化が大きく影響しています．高齢化率は高いですが，平均寿命は短いです．年齢調整しますから発症率は変わっていないのですが，絶対数で見るとこの10〜15年程の間では脳卒中患者は増えています．2025年までの推計では脳卒中は増えると予想されています．秋田で増えるということは，いずれは日本中で増えるということで，国全体では2030年まで増加すると言われています．脳卒中の一番の問題は，癌の場合はendがありますが，脳卒中はなかなか死なないことです．後遺症を残します．その人たちをケアする介護福祉の費用が莫大にかかる．今後日本の医療の中で脳卒中は経済的，社会的な負担のかなりの部分を占めます．アルツハイマー病の発症にも脳血管障害が関与していることが明瞭になってきています．単一疾患としてこれからますます費用がかかる疾患となります．脳卒中がこのような問題を抱えているにもかかわらず，近年，脳外科医の志望者が激減し，

神経内科医も足りない状態です．さらに脳卒中を診ないと宣言する神経内科医が増えている．小児科医や産婦人科医が減っていると言われていますが，子供もお産も減っている．相対的には医師がどんどん減っている状況ではありません．ところが脳卒中の場合は，患者が増えるのがはっきりしていますが，それを診る医師がいなくなる事態が5～10年先には確実にきます．これはたいへん重大な状況なのですが，皆さん理解してくれません．

脳卒中は臨床的にも研究的にもエキサイティングなテーマ

安井 脳卒中は，力を入れて取り組めば興味深い病気です．治療に応えてよくなってくれる病気ですから．日本でもう一つ非常に足りないのはリハビリテーションをやる医師です．最近では脳外科医で，ある程度脳外科をやった人がリハに転向している人もいますが，絶対数が少なすぎます．神経機能の回復を一番診ているのはリハ医です．いま神経細胞の再生医療などが話題になっています．ですから彼らが一生懸命リハをやって，どうやって麻痺が回復していくのかを研究するのは非常に面白い課題です．リハビリテーションというのは，神経科学の中で非常に大きな位置を占める面白い分野です．できたらいまでも自分でやりたいくらいです．いま一番神経学でホットな臨床の分野だと私は思います．

仲田 リハビリテーションの研究課題というと具体的にはどういうテーマでしょうか．

安井 秋田脳研で今年から回復期リハ病棟を開設しました．秋田県は回復期リハの病棟が非常に少ない．全国平均の半分以下です．その目的は上記のことをやってもらいたい．リハ専門病院はPETやMRIなど診療機器をそろえているところはありません．秋田脳研にはそれがありますから，機能回復と同時に神経機構の評価ができる．それを通して研究としてもリハを進めてもらいたいと思っています．患者を社会に返すことは最も大事ですが，その間に頭の中で何が起こっているかを知ることも大事です．そういうことを調べている施設があまりない．臨床医学の中に研究の要素が必ずあります．脳

外科もNeurologyの一つの分野であると思います．秋田脳研の脳神経外科の英語表示は，Neurological Surgeryです．Neurosurgeryではありません．単なる外科ではないという意思表示です．バックグランドとして神経学が大事だと思います．私は外科医になりたくて脳外科医になったのではありません．外科の中で何を選ぶかではなく，神経の中で何を選ぶかという選択肢の中で，たまたま脳外科でした．私は切るのが好きで医師になったのではなく，手術で神経というものを直接目で見て，なおかつ傷つけるわけですから，そのアウトカムがどうなるかを診ることができる医師として脳外科に引き寄せられ，景山先生という非常に魅力的な先生がたまたま関西医大の教授でおられて医局に招いてくれたのがきっかけだったわけです．

魅了的だった神クリという研究サークルの人びと

仲田 先生は楢林博太郎先生の研究グループにも参加されておられたのですね．

安井 脳の手術を考える時に絶えず神経の機能を考える，という意味では楢林先生の神クリに行ったことも大きかったと思います．先に述べたような事情で神クリの寮に1年少し住込みでお世話になりましたが，非常にユニークなクリニックでした．保険診療をしていなかったのですが，パーキンソン病や不随意運動や脳性まひ患者さんが日本全国から紹介されて来られていました．神クリは一つの研究所，楢林先生を中心とした研究者のサークルという方が分かりやすいかも知れません．神クリに来られていた医師のほとんどの方は神経生理学を中心とした他の大学や研究所の偉い先生方で，定位脳手術を介して神経の働きを解明するために集まった研究グループでした．最もお世話になったのが，大江千広先生，中村隆一先生，斉藤陽一先生ですが，その他にも島津浩先生，久保田競先生，大島知一先生，本郷利憲先生，金澤一郎先生，瀬川昌也先生その他多くのそうそうたる人たちが来られていました．定位脳手術は人間の脳に電極を挿入して脳の働きをモニターし，治療に結びつける治療ですが，その方法は基礎の研究で動物の脳に電極を刺して測定す

るのと同じです．このような機会がほとんどなかった基礎の人たちには人間の脳からデータが得られることが魅力だったと思います．かなり遠くから毎週来られていた先生もおられましたし，昼休みの時などに研究や脳の働きについて皆さんが交わされるディスカッションを聞いているだけで面白く，ものすごく楽しく，しかも多くの勉強ができた時代でした．その後，脳外科の臨床実践の場においてまず脳の働きを基本に据えて考えるようになりました．

術前準備はイメージトレーニングがすべて

仲田　手術に戻ります．手術の前夜はどんな準備をされますか？
安井　絵を書くこともありますが，イメージトレーニングがすべてです．
仲田　1週間前からされるといっておられますね．
安井　その患者さんの写真を見た時から考えはじめますが，集中して考えるのはそれくらいかも知れません．もちろん若い頃と最近では違いますが，いざ，手術台の前に立つまでの間にどれだけのものをイメージできるかが大事です．いまは解剖書やビデオなど助けになる物がたくさんあり参考になります．手術中に起こり得ることを，ベストの可能性から，最悪の可能性までリストアップします．それぞれの場面で，どういうことが起こり，どう対応するのかを考えます．膨大な数になりますが，どれだけ万全にイメージできるかで手術の成否が決まってくると思います．手術が始まる前に，多い時には手術は何10回と終わっているのです．このように言葉にすると非常に大変なことのように聞こえるかも知れませんが，このような作業を繰り返すことが当たり前になっておれば，時間とともに大変ではなくなります．若い頃は手術の前に，悪いことが起こった夢を見て目を覚ますこともありました．しかし，それだけ考えても実際の手術では当てはまらないことが幾つも起こります．そこが手術の面白いところです．その場その場の判断とイメージトレーニングが違っている，手術のわくわくするとところでしょうね．これぐらい面白い作業は，患者さんには悪いですが，ありませんね．アートです．

仲田　お勧めの解剖書はありますか？

安井　外科的解剖学でお勧めは，マイアミ大の Rohton 先生が書いた一連の解剖のシリーズがあります．知識として最低限見てみておくべきものです．最近は日本語でもいろいろな手術書や手術解剖書がありますが，これでなくてはいけないという本はありません．何種類か常に眼を通しておく，手術の前日に見ることは余りありません．自分が手術するわけで，人の手術はある意味役に立たないのです．自分はどういう脳外科手術をするのかということを意識して手術を組み立ててゆくことが大事です．事前の準備はそれまでの反省点の整理，補強といったほうがよいかも知れません．その人が脳外科医になってからの歴史を全部引きずってひとつの手術をやるわけです．手術をひとつやるたびに成長する．そのすべての過去を引きずっています．そのためには若い時からたえずそういうことを繰り返しておくことが大切です．それが習いになっておれば前日にトレーニングする必要はありません．急患で動脈瘤が来ますね．血管撮影をする時にどのアングルとどのアングルを選ぶかは過去の経験から自然に出てきます．そういうことを当たり前に絶えずやっていることが準備であって，前の日に急にやってできるものではない．極端にいえば前日までのその人のキャリアがすべてを決めるということだと思います．

手術場では不安をみせるな

仲田　手術の当日の準備はどんなことをされていますか．

安井　手術場の看護スタッフや臨床工学士，麻酔科医などに問題点をリストアップして，難しい手術の場合には，こういうふうにやりますと前もってチームに話をしておきます．準備は当日でなくあらかじめしておきます．でも，これはよほど手順がややこしい手術の場合で，通常は手術の前の週の金曜日に行う術前カンファレンスの時に確認しています．当日は確認程度で特別なことはありません．

仲田　手術中の留意点を教えてください．

安井　一番大事なのは，術者が不安を見せないことだと思います．周りには助手，看護師がいるのですから，やっている人が世界一でなくてはいけない．実際そうである必要はありませんが，周りがそう思うように自信満々でやらなくてはいけない．そうしないと周りが安心してついて来ません．周りの人に安心感を与えることは術者にとって一番大事なことだし，何かトラブルが起こった時に術者がパニックになったら大変です．自分の心の中でいくら大変だと思っても，表に出したらだめです．こんなことは別にたいしたことではないのだという素振りをしながら処置をする．そのくらいの覚悟がなかったら surgeon としてはだめです．脳外科の手術で経験する大きなハプニングとしては動脈瘤の術中の破裂があります．この時に術者がパニックになれば患者さんは死んでしまいます．

パニックの時こそ余計なことしない

仲田　実際パニックを抑えるにはどうされますか？

安井　それは経験しかないでしょうね．パニックを自分で経験する必要はないのです．私がありがたかったのは，恩師の伊藤善太郎先生が，動脈瘤が破れるのは決してパニックを起こすようなことではなく，破れても大変だという感じを全く見せずに処置されました．周りも慣れていますので破れると，黙って輸血の準備をします．動脈瘤は破れてもかならず止まります．出血すると最悪の場合でも血圧がさがって止まります．そのときに余計なことをしなければいいのです．吸引管で血液を吸引してどこから破れているのかを確認して，出血を止めてしまえばいい．あせって余計なことやって傷を広げる人が多いです．私が医師になった頃はそんな手術をたくさん見ていました．当時は，マイクロはなし，手術器具も微細な物がないなかで，銀クリップで動脈瘤のネックを止めていたのです．あれは力で絞めますから，かける時にグッと力を入れると少しズレてしまいます．その時にネックが裂けて大出血が起こる．すると内頸動脈瘤であれば内頸動脈を止めるまで出血は止まりません．亡くなるか植物状態になることも多かったです．

仲田　根元が破れたらどうするのですか？

安井　当時は動脈の本幹を止めるしかなかったです．肉眼かせいぜい数倍の双眼鏡しかなかった時代ですから，血管を縫うことはできません．その時代の動脈瘤の手術は名人しかできない手術でしたし，名人は数人しかいませんでした．そこに顕微鏡手術が導入されたことによって，名人しかできなかった手術をある程度トレーニングすれば誰でもができるようになったのです．そういう意味で顕微鏡手術が導入されたことは脳外科にとって大きな意味があります．

仲田　むかし腰椎の前方固定の手術のときに，下大静脈が出血したとき術者が立っていられなくて坐りこんじゃいましたよ．そういうふうなことになったときに先生はどうされましたか．

安井　脳外科の手術では，動脈瘤の破裂による出血をどうしても止められないという状態に当たるかと思いますが，そこまで出血を止められなかったことはありません．卒業したての頃に外傷の手術が大学の関連病院であり，ついて来いと言われて助手をしに行ったことがありました．骨を外し，硬膜を切った途端に大量の出血をきたし，脳が張り出してきて，何もできず，骨を外して皮膚を縫って帰ったことがありました．何が何だかわからないうちに終ってしまったという手術でしたが，脳外科の場合には手術を終われなくなることはないと思います．私は24時間以上の手術は数回経験しています．動脈瘤が破裂した手術を，私はさんざん見ていますが，いまは破れることがあまりないので，どのように処置をすればよいのかを見る機会が少なくて若い人はたいへんだと思います．手術で周りに不安を与えないためには，一種の見栄も必要ですね．

手術終了時にはまずラフな手術記録を

仲田　手術が終わったあとの作業についてはいかがでしょうか？

安井　自分が手を下ろして，それから手術が終わるまで時間がありますね．その間にカルテに手術のポイントを書いておく．最初は鉛筆で書きます．そ

れを見ながらあとで正式な手術記録を色鉛筆やボールペンで色をつけながら書きます．二度手間になりますが，そのようにしていました．私が全部の手術記録を書いているのではなく，手書きだけを残して，助手が書いてくれたりしていました．最近はカルテに書けないことをノートに書いたりしていました．

仲田 素朴な疑問ですが，この interhemispheric approach ですが，手術記録のように，前頭洞まで開頭して感染は大丈夫なのですか？

安井 このアプローチの長所は下方に開頭を加えるので前頭蓋底部の低い位置で手術が行えて脳の剝離を少なくできるのですが，鼻根部まで低い開頭を追加しますので必ず前頭洞が空いてしまいます．それが問題でした．そこまで開けて大丈夫かとかなり長い時間考えました．そこのところは手術書を見ても書いていません．この方法を思いついてから実際にやるまでずいぶん時間がかかっています．心配したのは感染とコスメティックに問題が起きないかということでした．でも考えてみたら前頭蓋底手術では開けてやるわけです．耳鼻科の副鼻腔の手術でも解放します．外傷で前頭洞が開いても必ず感染するわけではないので，絶対大丈夫なはずだと思いました．でもだれもいままでやったことがない．本当に安心はできなかったですけど，おそらく大丈夫だろうと思えるまで1年以上かかっています．

仲田 開いて大丈夫なのですね．

安井 はい，大丈夫でした．逆に言いますと前頭洞が大きく開くので感染が怖いので徹底して粘膜を剝離して，前頭洞の壁を電気メスで焼灼し，イソジンやオキシフルで消毒しました．前頭洞の感染が一番起こるのは，開いているかどうかわからない状態で中途半端な処置をやっていた時や大量の骨漏などの異物を入れた時に起こっていましたので，結果的にオーバーなぐらいに消毒しましたので，それが良かったのだと思います．脳の手術というのは，頭蓋骨や軟部組織といった脳の外側の侵襲が大きくなっても，脳に対する侵襲を少なくするのが大事なポイントです．頭蓋底の外科ではいろいろなアプローチがやられていますが，いかにして脳を傷つけずに病変部に到達できる

かを考えます．このようなことが問題となるのは病変の部位が脳の底面や頭蓋底部にある場合です．この場合には脳を持ち上げなければ病変に到達できませんが，持ち上げることができる範囲は限られていますし，脳を傷つけないためにはできるだけ脳の圧排を少なくして病巣に到達しなければなりません．そのためには頭蓋底側の骨を削ればそれだけ脳の圧排を少なく短い距離で病巣に到達できるので，そちらからアプローチするのです．脳が手術の主役です．

手術記録の保存法

仲田 手術記録の保存はどうされていますか？

安井 むかしは自分のノートとかカルテのコピーを保存していました．秋田に行ってから自分がやった手術は全例患者さんのサマリーと手術記録をファイルしています．今は手術をビデオで撮っていますので，そのビデオをすべて保存している人もいます．手術の最初から全部でなく，一部を編集してそれをファイルしている人もいます．コンピュータの容量が大きいので，動画も気にせずに保存できます．自分の手術の技術を磨く方法は昔とは比べものにならないくらい豊富です．それは自分の手術にかぎりません．私は，自分が見た手術と自分がやった手術とは手術の勉強という意味ではそんなに大きな差がないと思っています．自分の見た手術のポイントをまとめておくことは大事だし，それを動画で見られるのは非常にいいことです．ただ絵は自分で書いた方がいいですね．カルテにビデオのハードコピーを貼る人がいますが，あれは記録としてはいいかとも思いますが，手術の考え方を作るという意味では全く意味のない操作だと思います．絵にはその人が見ていたものしか描けない．その手術で何を意識しているかがその絵の中には含まれています．そこに肝心なものが抜けていたりする人もいます．絵を描くことは手術のポイントをまとめることなのです．文章を描くよりも絵を描いてそこに説明を記載することが大事だと私は思います．特に，トレーニング中の人はこれを念入りにやる必要があると思います．

仲田　手術記録の検索はどうされています？

安井　私は1990年頃までは，動脈瘤，脳腫瘍というように疾患別にファイルしていました．それ以降は年度別にしています．この理由は1990年頃にそれまでのサマリーと手術記録をまとめてコピーし，それ以後は年度ごとにコピーをするようになっただけで，特にこの違いに意味はありません．そのノートに目次のように手術のリストを表記して誰の記録が入っているのかが一目で分かるようにしています．

仲田　手術記録にパソコンは使います？

安井　使いません．ただ文字は使いますが，絵は手で描いています．パソコンで絵を描く人もいますが，私は手で描くほどには上手く描けないので2，3度で止めました．

初めての手術への臨み方

仲田　新しい手術を始める時の心構えというのは？

安井　シミュレーションを繰り返しするしかないでしょうね．いまは動脈瘤の手術をしたことがない人が，まったく1人で動脈瘤を最初にやるということは社会的に許されないでしょうね．私が最初に動脈瘤の手術をした当時，その病院では動脈瘤の手術をすること自体がなかったですし，ほかに手術のできる人がいなかったから仕方なしにやったということもあります．いまはそれなりに手順を踏んだトレーニングをしていますから，あらかじめ十分頭の中でイメージして，手術の前にそれを絵に描くことはやるべきです．たとえば動脈瘤の手術であればこのポジションで，こうして進めていくと動脈瘤はこのように見えるからどういう形のクリップを使うということを絵で描かせます．具体的な形として術前のpreoperative recordを書くことが若い人にとっては大事です．

仲田　ほかの病院ではやっているが，自分はまだやったことがない手術を新たに始めたい時は？

安井　可能でしたらその手術を見に行きます．あるいはどこに注意したらよ

いかを聞きます．そんなことをしてある程度の知識を仕入れます．全くゼロからというのはありません．

　また，環境の違うところという意味で，違った病院へ行ってはじめて手術をすることは，いくらうまい人でも，慣れた手術でも失敗することがあります．私もいろいろなところに行って手術をしましたが，秋田でやる手術と比べれば，周りのスタッフとも初めてだし顕微鏡も違いますのでかなりリスクは高くなります．手術にはそういう周りの要素もあります．頼まれて行ってやる手術はどちらかというと難しい手術ですからよけい大変です．

術後経過が悪ければ必ずどこかに問題がある

仲田　先生は術後経過には気を配っていますか？

安井　脳外科手術の場合，術後経過ははっきりしていて，術前と比べていいか悪いかで決まります．悪くなっていれば必ずどこかに問題があります．術後良かったのが急に悪くなったりすることがありますから，周到に見逃さないようにしなければなりません．ひとつの手術の中に気になるところは必ずあります．それを頭に置きながら患者さんを診ていきます．少しでもおかしかったらすぐCTなどで確かめます．ほとんどの場合大事には至りませんが，稀に大事に至ることがあります．昔は脳外科の手術をやると，主治医が泊まり込みで診ました．いまは悪くなることはめったにないですから，看護師にしても術後に悪くなることは想定外になっています．そのため，最近の方が急に悪くなった時に，あたふたすることが多いという印象があります．それだけ手術が問題なくいくというのが当たり前になっていて，それが落とし穴になっています．本当に具合が悪い人は術後すぐからおかしくなりますから，その対応はしていけます．問題が起こるのは手術に特に思い当たることがなく，術後もこれといった問題もないのに，術後に突然悪くなられた時です．予想の付かないことがいつでも起こり得るという心構えは必要ですね．

手術手技を鍛錬する方法—顕微鏡の操作に慣れる

仲田 脳外科独自の鍛錬法はありますか．先生ご自身のご経験を教えてください．

安井 手術の中心は顕微鏡手術ですから手術をやっていない時には時間を見つけて手術室で顕微鏡を覗いて見る，双眼に慣れる，操作性に慣れるということをやっていました．ラットを使った吻合の練習，静脈の剝離，動脈の剝離もやりました．これは皆さんやっていると思いますし，特別なことはやっていません．

脳外科に限らないと思いますが，本当にうまくなる人は，教えなくても自分で鍛錬すると思います．見ていて手術がうまくなる人は最初から上手です．医師に限らずどの分野でも同じで，うまい人は最初からうまい．その人の能力でもあるし，努力もしていると思います．その努力を自然にできる人がうまくなりますし，そのような人は教える必要がない．実際いろいろなところから研修に多くの人が来ていますが，本当にうまくなる人は少数ですがいます．

逆にこの人，本当に大丈夫かなと思うような人もいます．長ければ3年，短くて1年のトレーニングの後，自分のフィールドに帰ります．そこで自分で手術を始めるのですがほとんどの人がちゃんと手術をしていると報告をくれます．私は，そのような話を聞くと，人間というものはたいした能力を持っていると思います．当然，彼らは自分ですごく努力したと思います．このようなことを経験していますので，正直言って，「見てればできる」というのはウソではないと思っています．それをあからさまにいうと若い人に受けませんから，仕組みづくりをしているわけですが，できるだけの能力を多くの人が持っていると思います．この話は教育プログラムを作っていこうという話と矛盾していると思いますが，このようなプログラムを作ることで，余分な時間をかけずに手術を身に付けられるようになりますし，1人でやる時に比べて精神的な負担を少なくできます．また，直接患者さんでトレーニングして失敗するというリスクを避けることもできます．

仲田　短期研修の方が僕のところにもきます．見ていると，能力差を感じますね．自分でどんどん学習を深めていける人と，与えられたことしかできない人．じれったいです．

安井　人の手術を見ていない人はだめですね．時間さえあれば手術場に来ている人は，手術が好きなのですよ．好きだけでなく，向上心がある人はそれなりにできるようになっていきます．脳外科に来る人は手術したいから来るわけです．そのような基本的なものを持っている人は場さえあればできるようになっていくと思います．私が脳外科を始めた頃は頭の手術をやって上手く行けば儲け物という感じがまだ残っていました．しかし，今は最初から100％の技量・結果が望まれる時代ですから，それに答えるためにはきっちりした仕組みが必要です．昔のように，「見てればできます」と言って，ほったらかしにしていい時代でないことも確かですし，私も考え方を変えました．

悩む暇がないほどがむしゃらにできることをやった

仲田　先生は自分の素質について悩まれたことはありませんか．どのように克服されました．

安井　素質ですか．私自身はさきにも言ったと思いますが，特別な人間とはまったく思っていません．私にできた程度のことは誰でもできると思っていましたし，そのように人に接して来ました．伊藤先生のように天才的に手術が上手い人は出発点が違うという思いを，特に，部長になって後を引き継いだ時からひしひしと感じていました．自分に素質がないのではないかという意味では悩んだことはありません．特別な素質はないと始めから思っていましたし，所詮伊藤先生の真似はできないと思っていましたから．ただ，そのような人間がどうすれば手術で成果を挙げることができるのかということでは悩みました．部長になったのは秋田に来て4年目の夏，脳卒中の外科を専門的に始めたばかりのところといってもよい時期です．悩んだというよりどうすれば良いかということを色々と考えました．その頃はとにかく，やたら忙しかったです．脳研の看板にならなければいけませんので手術もやりまし

たし，学会に演題をたくさん出して自分で忙しくしていたところもあります．必死で，がむしゃらにできることをやっていたので，悩んでいる暇はほとんどなかったですね．強いていえばもの凄く苦しいというよりは楽しかったです．気がついたら5年が過ぎていました．いまから思うと良く身体が持ったと思います．その頃は3から4時間しか寝ていなかったと思います．ただ，いま思い返してみると，好きなことをバカみたいにやっていましたので，周りの人には色んな迷惑を掛けたとすまなく思っています．

仲田　手術に自信が持てるようになられたのは，一皮向けたような契機のようなものがありますか．

安井　先ほど話が出た basal interhemispheric approach を開発して最初に手術をしたのが1985年の1月です．部長になって2年半程経った時です．その年に経験した14例をまとめて前交通動脈瘤に対する新しい手術アプローチとして脳神経外科学会の学会誌に報告したのですが，その手術法で手術した患者さんたちの麻酔からの醒め方が非常によかった．前交通動脈瘤の手術では前頭葉に侵襲を加えますので術後最初はちょっと反応が悪いのですが，この方法ではすっきり醒めるという感触をつかめたのが一つの契機と言うことができるかも知れません．その頃，大脳半球の剥離を sharp dissection するということにこだわっていたのですが，それが基本的な手技としてできるようになったので，アプローチだけではなく技術的な裏付けができた時期に当たっていると思います．後に，このアプローチが他の人に評価されることになったことが少しは自信につながったと思います．

基礎的知識に有用な Rhoton の解剖書

仲田　手術の文献の集め方で工夫はされておられますか．

安井　脳外科では文献よりは実際に人の手術を見ることや，自分で経験することが中心です．意外と思われるかも知れませんが脳外科の手術にはバリエーションはそれほど多くはありません．頭蓋内の狭い範囲ですからやることは決まっています．初めてだったりあまりやったことがない手術の場合に

はアプローチについて文献を集めたりしますが，それ以外はあまり文献を見たりはしません．最近は手術法の文献を見るのは論文を書く時ぐらいです．文献に書かれている手術には基本的なストーリーは書かれていますが，手術で想定される色々なバリエーション，遭遇するピットフォールや対策についてはほとんど書かれていませんので，自分で想像するしかないと思います．

仲田　脳外科手術の推薦図書はありますか？

安井　Rohton 先生の解剖書は，死体を使っての外科解剖です．日本からもこの先生のところに留学した人が大勢おられます．お弟子さんが日本に20人くらいおられるのではないですか．この先生の本が実際的ですが，ただ落とし穴があって，死体なので血が出ていません．脳を外したり，結構引っ張っていますので手術時に見えないところまで見えてしまいます．そこを実際の手術と間違えないようにしないといけません．しかし，どこにどういうものがあって，どのくらいの距離があるというデータはこの本に載っていますから，基礎的知識としては有用です．いろいろなアプローチのときにどうしたらいいかが書いてありますので勉強になります．

それからいま脳外科学会でDVD付き手術シリーズを出しています．高価なので個人でよりも施設向けになると思います．いまは絵だけでなく動画付きというのも出ていますから勉強にはなります．ただ注意しなければならないことは，何度もいうようですがその動画には編集が加わっていて，すべてが入っているわけではなく，下手なところはカットされていますので，それを見れば全てが分かるわけではないということです．

手術がうまくなる近道—頭を使って手術をする

仲田　手術がうまくなる近道はあるのですか？　脳外科を選ぶにあって自分の適性を評価するにはどうしたらいいでしょうか．

安井　近道はないでしょうね．手術は頭脳の操作の部分と，実際に手で行うの操作の部分があります．どちらもそれなりにステップが必要です．そのステップに時間を必要とする人と，短時間でできる人といますが，それはその

人の能力かもしれない．そこは前もってわからないかもしれない．
仲田　その違いはなんですか？
安井　それは器用さよりも性格じゃないでしょうか．短気な人がいいですね．短気な人は魚釣りにいい．短気な人は，いま来るか，いま来るかと絶えず緊張しているので，当たりが来た時に逃さないので釣れます．短気だからできるのです．瞬間を見逃さない．手術にものすごく時間がかかる人がいます．長い人と短い人の違いは，ホンの一瞬の時間も無駄にしないと，絶えず集中して考えているかどうかで決まってくると思います．同じことを何回も繰り返している人，ストーリーが見えていない人，自分が何をやっているか見えていない人は時間がかかります．手術操作を行うとき，私は次に何をやるかを常に考えています．次に何をするかを考えずに，そのことだけをやっている人は時間がかかります．集中していないと余分な操作をして，その修復にも時間を取られることになります．自分がやっていることを絶えずイメージしていれば余分なことに時間は使いません．

　おっとりした人は時間がかかります．余分な時間がかかることは患者さんに負担をかけることですから，できるだけ無駄を省くことを絶えず意識することが大事だと思います．そういう意識がないと手術は短くなりません．しかし，短くすることを優先させると焦ってとんでもないことをしでかしかねません．時間はあくまで結果です．短くすることを考えるのではなく，無駄をしないという意識を持っているかいないかが大事だし，それが結果的に患者さんにもいいし，手術時間の短縮にもつながります．そういう手術をしないと付いている看護師も嫌がります．この人はどういうことを考えて手術をしているか周りの人がわかるような手術をしないといけない．うまい人の手術は流れがあって綺麗です．手術がだらだらして，うまい人はいません．余計なことをしないから手術が短くなる．頭を使って手術をする人と，手だけで手術をする人との違いです．全体を見渡す構想力と集中力，決断力がすべてです．

「神の手」というキャンペーンの不幸

仲田 メディアが「神の手」と言われる人をしばしば取り上げていますが，彼らはモデルになりますか？　どこが違うのでしょう．

安井 手術がものすごく上手な人がいます．「神の手」と言われている人たちを良く知っていますが実際手術が非常に上手です．上手だけどやっているのは人間です．決して神ではない．失敗もします．うまくいかないこともある．医師はリスクの中で仕事をしています．100％の結果を何時でも出すことはわれわれにはできません．そういう意識を持っているかどうか．そうでなかったら患者さんと同じレベルになってしまいます．患者さんは，医師は完璧だと思っています．これも一部の患者さんですが，そういう風潮をマスコミが誘導しているところもあります．信頼関係が最初からないので何かあればすぐ訴訟を起こすということにも繋がっています．そこに根本的な不幸があると私は思います．それが手術についても言えます．神の手というのは，周りがその人は完璧だと押し付けている．普通それは拒否しますが，拒否しない人がいる．それは共同責任ですが，結果的に患者さんに迷惑を及ぼすことがあるし，自分にも跳ね返ってきます．いまのような形でマスコミが取り上げることが，患者さんにとっていいかどうかは問題です．「神の手」というのはいいですが，その神は完璧ではないという条件付きで言うべきでしょう．本当の神は間違いませんが，やっている人は人間ですから間違いも犯します．いま神の手と言われている人は才能も凄いですがものすごい努力家です．周りがそれをゆがめているところもあります．

仲田 先生が脳神経外科の中でライバルと思われる方，背中を追いかけてこられた方がいらっしゃいましたら教えてください．

安井 性格的なものと思いますが，あまり人をライバルという意識を持ったことはありません．伊藤先生という，追いかける背中が大きすぎたせいだと思います．

いまは外科医にとって絶好のチャンス

仲田 最後に外科医のかたがた，外科に進もうと考えておられる方，医者になろうと目指している方々へのメッセージがありましたらお願いします．

安井 いま若い人が外科系に進まないと言われています．どんな仕事でもその仕事で一家をなそうと思えば，簡単にできるはずがない．それを厳しいと感ずることはよいのですが，だからそれを選ばないということは違うと思います．何かをやりたければ，厳しい，厳しくないは関係ありません．その仕事がどれだけやりがいがあるか？　これが本当に好きでやりたいと思えば，いくら厳しくても苦しくても辞めようと思うはずがない．ゴルフの好きな人は朝4時でも起きて行きます．惚れた人との間に障害が大きいからといって諦めていたのでは恋は成就しません．惚れることがすべての始まりだと思っていますし，外科にはそれだけ面白いものがあります．好きであれば厳しくてもイヤだとは思わないはずです．もうひとついまのように希望者が少ない時はチャンスです．いま外科系に進んで，技能を身につければ10年後には天下を取れます．こういう時代だからこそ，能力のある人は外科に進むべきだと私は思います．

仲田 いや，逆転の発想ですね．

安井 いま選んでやったことは報われます．絶好のチャンスだと若い人は考えるべきなのです．能力ある人にとっていまほどいい時期はありません．

仲田 いや，これは説得力ありますね！教える人はいまいくらもいますから．

安井 いま外科に行けば大事にしてもらえますし，競争はないし，こんないい時代はないですよ．私は外科系にたくさんの人が行くことはないと思います．100人のうち20～30人はそういう意識を持っている人がいると思います．9時～5時勤務がいい人はそういう科に行けばいい．でもそういう科に行った人でも物足らなくなると思います．その時はどうぞいらっしゃい，歓迎します．

　外科の側にも問題があるかも知れません．モチベーションを引き上げるようなところを若い人たちに見せていないのではないでしょうか．そのような

余裕を持てない状況に追い込まれているともいえますが，仕事をしている人たちが楽しく，面白く仕事をしていないのではないでしょうか．やっている人たちがハッピーでないところへ若い人が入ってくるとは思えません．それに加えて，言葉は悪いのですがアメとムチが必要です．アメは，例えば6年間研修をすればこういう外科医になれますよ，自分がどのような医師になっているのかを実感できる教育システムです．いま若い人が外科に行かないのは，自分が研修後どういう医師になっているというイメージを実感できていないからではないでしょうか．イメージができないのに頑張れと言っても，頑張りようがありません．私たちの世代は，やりたいと思っておれば頑張れといわれたらそれだけで脳外科に行ったのですが，今の人は，5年先，10年先自分がどうなっているかイメージできなかったら選ばないのではないですか．それを教育システムで示してあげるのは大事です．それが教育する側の責任です．医師になる以上は，面白いと思って医師になってほしいですね．それだけのやりがいがあるのですから．外科というのはそんな仕事だと思います．

仲田　一番知りたいことがらをお聞きできました．ありがとうございます．

□ 編者要約

1. 脳外科手術でポジショニングは決定的に重要である．
2. 手術後ディスカッションをして反省をし記録せよ．
3. 海外の経験は貴重である．
4. 学会などで積極的に話しかけてチャンスを作れ．
5. 暇な病院ではマイクロサージャリーの訓練など鍛錬せよ．
6. 手術の絵はビデオのペースト＆コピーは不可！自分で描け！
7. 常にどうすれば良い手術ができるか考えよ．
8. 手術は見るだけでも十分トレーニングになる．
9. 研修医が手術する時は患者さんに「チーム医療でやっています」と説明しチームが全責任をとる．
10. 研修プログラムはまずビデオを何回も見せやさしい動脈瘤から手術させる．
11. 人の手術を見るときは自分の手術と同じ心がけで．「なぜこの操作をするのか？」自分の場合とたえず擦り合わせる．
12. 日本では脳卒中は神経内科医でなく脳外科医が診ることが多い．
13. 脳卒中は SCU（stroke care unit）の治療が優れる．
14. SCU は脳卒中チーム（医師，ナース，放射線技師，リハ）が 24 時間対応．
15. リハ専門医が非常に足りない．
16. 手術前夜はイメージトレーニング（ワーストからベストまでリストアップ）で何十回も手術．
17. 難しい手術は問題点を前もってチームに説明．
18. 術者は不安を見せるな．
19. 動脈瘤が破れても血圧が下がれば必ず出血は止まる．慌てて余分なことをするな．
20. 自分の見た手術とやった手術は勉強という意味で差がない．
21. 新しい手術をするときはシュミレーションを繰り返せ．
22. 顕微鏡の双眼，操作性に慣れよ．
23. 頭を使って手術せよ．全体を見渡す構想力，集中力，決断力が全て．
24. 外科系希望者が少ない今こそ外科医になるチャンス．今行けば大事にされるし競争はないし，症例も多い．10 年後には天下がとれる．
25. ゴルフが好きなら朝 4 時でも行く．仕事が好きなら忙しくても気にならない．

日々基本訓練．
ルーペをつけて飯を食う．
刺繍道具，
テッシュペーパーを使って運針，
縫合訓練．

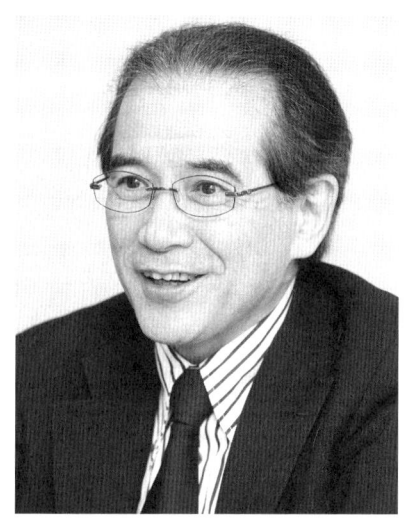

[心臓外科]
上田裕一
（うえだゆういち）

名古屋大学大学院医学系研究科心臓外科学教授．1951年11月14日奈良県生駒郡生まれ．1976年神戸大学卒業．卒業と同時に天理よろづ相談所病院第一期レジデント．1999年まで同病院心臓外科に勤務．その間1985年英国国立心臓病院に留学．天理よろづ相談所病院での手術例数は先天性心疾患，弁膜症，冠動脈バイパスなど4,000例に及ぶ．前名古屋大学医学部付属病院副院長．日本心臓血管外科学会では医療安全管理委員会委員長などを務める．

天理よろづ相談所病院レジデント1期生

仲田 先生は，1976年神戸大学卒業後，すぐに天理よろづ相談所病院に入られたのですね．

上田 私が天理よろづ相談所病院のレジデントとして採用されたのは1976年です．病院ができたのは1966年ですから10年経っていました．前身は木造の診療所，結核療養所として戦後スタートしたようです．1970年代は，京都大学の関連病院としてトップのレベルの先端医療を目指すという位置付けで部長クラスはほぼ全員が京都大学から赴任されていました．研究所もあり錚々たるメンバーでスタートしたのですが，10年経って，部長クラスの人材が病院から全国の大学に教授として転出したりして少し減速した時代でした．天理よろづ相談所病院はその時期からレジデント制度を始めました．

仲田 上田先生がその第一期生ですね．

上田 はい，第1回の全国公募で採用されました．それまでも天理よろづ相談所病院は研修医も京都大学などから採用していたのですが，専門医療の弊害が出てきていて，次から次へ専門科を回される患者がかわいそうだというのが病院中枢の発想でした．外科も内科も一緒に総合的に診ようという，現在の医師研修制度のある種の雛形として注目されました．当時のレジデントを指導されたのは今中孝信先生（天理よろづ相談所病院副病院長を経て，現NPO法人医療教育情報センター理事）でした．当初は卒後2年のジュニアレジデント制でしたが，後期研修にあたるシニアレジデント制度を1977年に作って，外科は6年制，内科は5年制の研修システムができあがりました．

仲田 研修制度がしっかりしていなかったら病院は医師を集められませんからね．

上田 そうですね，私たちがレジデントの頃は，レジデント制度を知ってもらうために，天理よろづ相談所病院では医学部生を1週間宿泊できる体験研修を行っていました．

仲田 その当時のジュニアレジデントというのは，いろいろな科をローテートするのですか？

上田　違います．レジデント病棟があって，そこには内科（循環器，呼吸器，消化器，神経内科，内分泌など）と，一般外科の患者さんが入院しています．レジデントだけで運営していました．指導監督は各科の部長です．部長回診は毎日いろいろな科の部長がされるわけです．ローテートではなく同時に複数科の患者さんを同じレジデント病棟で受け持ちます．たとえば，消化器内科の患者さんを担当したとして，外科で手術が必要となれば患者さんは内科から，腹部外科に転科しますが，レジデントはそのまま継続して担当します．私の時は病棟勤務が1年半，あとの半年が麻酔科．だから受け持つ患者の疾患には偏りがありました．

再建の外科—心臓外科医をめざす

仲田　そのあと心臓血管外科のレジデントになられました？　どうしてですか？

上田　もともと学生時代から心臓外科をやりたかったのです．当時の外科では癌は告知していませんでした．治療成績もそれほどよくなかった．そのような切除の外科に対して，心臓外科は再建の外科であるという私の理解があり，成績はまだまだ安定していなかったのですが，大学の心臓外科の臨床実習で見たものやカンファレンスの内容が斬新に映りました．

　さらに，1975年頃には，いくつもの新しい術式が，特に先天性疾患の術式については発表されていましたので，それを知って，ぜひ心臓外科に進みたいと思いました．もともと私自身は工学部志望でしたが，高校3年の11月の願書を出す時に担任の先生から医学部に進んだら，と言われたのです．当時，目指していたのは京都大学の工学部でしたが，医学部ということで神戸大学を進路指導されました．工学的な要素の多い医学が自分には向いていると思ったので，心臓外科を志望しました．

　学生時代は，日本で一番症例が多かった東京女子医大の心臓血圧研究所に，夏休みは泊りがけで見学に行きました．秋まで3回くらい女子医大に足を運び，故今野草二教授にも話を聞いてもらいました．朝のカンファレンスでは

「今日の見学は神戸大学の上田君です」と紹介をされたのを憶えています．このようなこともあり，女子医大に行きたいと憧れていたのですが，医学部卒業段階で，ふと「このままいきなり心臓外科に入ってどうなるんだろう？」と思いました．内科的な素養もなしに外科だけ，特に心臓外科だけを追求するのはおかしいのではないか．2年くらいはジェネラルに研修する必要はあるのではないか．自分の感覚だけですけれど，そう思いました．その時に，天理よろづ相談所病院のレジデント募集という掲示が目についたのです．それまで研修医という言葉はありましたが，レジデントという言葉は関西にはありませんでした．

仲田　東京にはありましたか？

上田　三井記念病院にはあったと思います．なお当時は圧倒的に大学人事でしたので，卒後は大学医局に入って，医師は関連のA病院，B病院に配属された時代でした．レジデントを公募している天理病院が斬新に映りました．

仲田　天理病院でしたら，大学から優秀な人材を送ってくるでしょうね

総合診療の延長上にあったレジデント制度

仲田　レジデント1期生に対する天理病院の受け入れ態勢はいかがでしたか．

上田　各科に大学医局から配属された同じ年齢層の医師がいるのです．私と同期に京都大学卒のレジデントが5人いましたが，同級生が医員採用されていて，医員とレジデントでは給料が違うのです（笑）．レジデント制度が定着し，院内でも認識されるまでは，ぎくしゃくした感がありました．

　最初から各専門科に入ったのでは，専門と専門の狭間に置かれた患者，複数の疾患を持った患者を診ることができる医師に育たない．病院としてはそれでは不適切であるということで総合診療のシステムが生まれたのです．患者は自分では消化器の病気だろうと思っていても，実は心臓疾患かもしれません．それで総合内科外来を設けて，すべての患者の初診に対応することにしたのです．4,5人の部長，副部長クラスの医師が総合外来を担当していました．同時に異なる科の専門医が並んで診察をしているので，分からなかっ

たら隣に相談すればいい．ある程度診断がつくまでは総合内科の医師が診て，それから各科を紹介するというシステムが定着しました．また，総合外来には外科も2診があったので，初診の患者は診断がつくまで，外科を含めて継続して診療するようにしていました．当時，膠原病や腎臓の専門内科が天理よろづ相談所病院にはなかったので，そういう患者は総合内科で診療を継続していました．この総合診療の延長上にレジデント制度があったのです．根本的理念は「何科の患者であれ，一般的な診療はできなければいけない．専門的な診療は専門医の指導を受ける」でした．主治医は自分の専門病棟で主に働いているので，レジデントが専門病棟に相談に行けば，レジデント病棟に来て指導してもらえるというように，レジデント―主治医―部長という診療体制になっているのです．しかし，そのような卒後1, 2年のレジデントだけで診られるのか，レジデント病棟に入院する患者と専門病棟に入院する患者の間で不満が出ないか？　と心配されました．

仲田　どうでした？

上田　不満は出ませんでした．それは，専門病棟では主治医が手術に入ったり，外来に行ったりするため，昼間はあまり病棟にいません．だけど，レジデントは何かあったらすぐベッドサイドに来てくれる．事実，今中先生は「君らにできることは患者さんへのサービスだ」と言われました．このサービスというのは，患者さんから話を聞くことだから，朝は立って診察してもよいけれど，夕方には必ず患者さんのベッドサイドに座りなさい．患者さんが何を思っているか聞いてから帰りなさいということでした．患者さんがふさいでいることだけでも，叱られましたからね（笑）．「どうして悲しいのか聞いてこい」，夕方には，患者さんに「今日どうでしたか」と聞くことと，世間話をしてこいといわれました．しかし20歳代のレジデントには高齢の患者さんとどんな世間話をしたらよいのか，分からなかった（笑）．

　採用後の面接で「私は心臓外科を志望しています，癌はいやです」と言ったら，逆に外科で癌の手術をして再発した患者さんを全部，受け持たされました．「外科は癌を切ったというけど，こんなに再発するんや」と，レジデン

トの研修期間中に再発癌の患者さんを10数名お見送りし，全部解剖させてもらいました．レジデント病棟には毎週亡くなる患者さんがいました．患者さんが外科の病棟に入院しなかったのは，専門病棟は手術待機で一杯だったこともありますが，レジデントのほうがよく傍にいて診てくれるというので，レジデント病棟に対する患者さんや家族の評価が高まったのだと思います．

仲田　この総合内科の制度は現在も続いているのですか？

上田　はい．紹介状のある患者さんは別ですが，いまも初診の患者さんは総合内科で診察します．先ほど，お話ししたように，総合内科の医師もそれぞれの科の専門医ですが，スクリーニングくらいできるのが内科医であろうという考え方です．循環器なのにどうして呼吸器や消化器の診察をしなければならないのかという抵抗はありました．定着するまで内科部長会で議論があったと思います．

仲田　こういうレジデント制度を始められたのはどういう方なのでしょう？

上田　理想は米国のMayo Clinicです．ですからユニフォームもMayo型の白のスーツで，白の靴．これもカッコいいと感激しました（笑）．

仲田　アメリカでトレーニングを受けた先生がおられたのですね．

上田　はい，病院を作るときも，Mayoを見学に行って参考にされたと聞いています．Mayoも辺鄙なところにありますから，だから天理の片田舎でもできるだろうと理想的な病院を目指していたのだと思います．ただ当時は大学の医局制度が強かったし，母校の医局にも属さずに，外の病院に出て働き続ける人は非常に少数でした．医局を出てきた人はアウトサイダーですね．当時の病院長は，「ここ天理で得たスキルを，研修を終えて大学に戻ったときにダウンするのは許せない．ここで身につけたスキルを維持できない大学は問題だ」とおっしゃっていました．

英国留学で理想の手術を体得

仲田　そのあと英国のNational Heart Hospitalに留学されていますが，この経緯は？

上田　これはいわばご褒美です．当時，医員とレジデントとで待遇にかなりの差があったのですが，頑張ったレジデントを選抜して，留学の機会を与えていただいたのです．ジュニアからシニアレジデントになる時，シニアからスタッフになる時にはセレクションをかけていましたが，その基準は，人間性でしょうね．医療チームとして働ける人かどうか，を一番大事にしていました．手術がうまいが協調性がない，論文はたくさん書くが患者さんのそばに行かないという人は，採用されなかったように記憶しています．私の場合，1984年の11月に突然，院長が「来年どこかに海外留学して来たらよい」と言って下さったのです．天理よろづ相談所病院に不足している分野の心臓手術を勉強して来いといわれて，1985年4月から行ける所を部長と相談して探しました．何がしかの奨学金（渡航費と生活費）をもらいながらの留学でした．

仲田　向こうではすごい数の手術をされていますね．

上田　National Heart Hospital は日本でいうと江戸時代1800年代半ばにできた古い小さな病院で，外科病床は約20床，内科40床の心臓専門病院です．年間800〜1,000例の心臓手術をしていました．外科のスタッフは，部長（英国の制度で consultant と称し，称号は Mr.，ギルドのように総数は決まっていた）が2名いましたが，Mr. Ross は月，水，金曜日に，もう1人の Mr. Yacoub は火，木に来て，それぞれが手術を執刀していました．Mr. Yacoub のほうは当時の英国で心臓移植の最も多い外科医でした．それぞれの consultant の直属として入院患者のマネジメント（consultant が不在の時には執刀）を担当する senior registar がいますが，実際に毎日手術に入り，患者を診て当直するのは registrar（本邦では医員，スタッフに相当）で，4人だけでした．この4人が，1年を4で割って90日当直します．レジデントは，英国では house officer というのですが，内科の house officer の一人が入退院の際のカルテを書いたり患者の面倒を診てくれます．私たち外科の registrar は手術と ICU だけを診ればいい．そのあとは循環器内科医が診てくれますので，手術と術後管理に専念できました．術後管理は麻酔科も担当します．私が仕えた consultant 二人，Mr. Donald N. Ross と Mr. Magdi H. Yacoub（現在

はSirの称号）は世界の大巨匠，great surgeonで大変，恵まれました．

仲田 向こうの手術の教え方は，日本と比べてどういう点が違いますか？

上田 この2人のconsultantは英国内でも別格なのです．彼らは直接的な手術指導はしません．全部自分で執刀してしまう．その代わりに自分が不在のときには，責任を持って手術を任せてやっておけという．手術を任せる外科医の技量を見極めているのです．英国ではsenior registrarという，次期consultant候補の外科医に入院中の管理が任されていて，彼らの技量を手術室のナースや人工心肺技師の意見を聞いたりして執刀を任せているのです．日本みたいに儀礼的にsenior registrarの推薦状を書いたりしないのです．だから駄目な人はどこにもconsultantとして就職できないことになります．

　教え方の違いといっても，たぶん手術の数が非常に多いから，つまり，毎日最低1例，多いときは4例手術に付きますから，自然と見て覚えることができます．なお，心臓外科特有のこととしては，心筋虚血時間の制限があることと，手術野が限られていて平面的に展開できない手術が圧倒的に多いので立体視する力，つまり三次元的にこの裏，周囲には何があるのか理解していること，持針器を持つ手の回る範囲にも限界があるので，うまい人の手術をみて，どうやって術野を展開しているのか，運針をしているのかを，日々学習していかなければなりません．

　スキルは普段の単純な運針からでも推し測れます．心臓の中を縫わなくては，あるいは冠動脈を縫わなくては，上達くならないのかというと，それはそうではない．当時一番多い手術は冠動脈バイパス手術でしたが，これは2人のgreat surgeonはほとんどしません．冠動脈バイパス手術は一番基本的な血管吻合ですので，どんどん下の人たちにやらせるのです．

仲田 先天的な心疾患などはgreat surgeonがやるのですね．

上田 そうです．それは絶対部下には任せません．ことに小児の手術は一生のことだから任せません．冠動脈は退行変性ですから，全く違います．私が，この2人から最も学んだことは，手術室の全部，ナースも技師もスタッフ全員をコントロールする力でした．日本では，みんなが協力して手術をやれば

いいということを目指し，これほどの統制はなかったですね．留学した病院では，手術室がシーンとしていました．術者は，自分が何を考えているか分からせます．ぼそっとつぶやけば，次に何をやるかが看護師にも分かるのです．私にとってこの1年は，言葉の壁もあり非常に苦しかったですけど，心臓外科医として何を目指したらいいのか，何が自分に欠けているのか，理想の手術はこういうものだ，というものを体で勉強できました．

仲田 英国では，心臓血管外科医になろうと思ったら誰でもなれるのですか？

上田 なれません．consultant も senior registrar の数も限られています．どこかの施設の senior registrar のポジションが空くと，そこに応募して赴任していきます．それも1病院ですむということはありません．任期があり，ぐるぐる廻って私が働いていた National Heart Hospital はその最終段階の病院なのです．ここで senior registrar をやると，心臓外科医として最後の brush-up を修了し，どこかの病院の consultant になれるという仕組みです．ですからここの2人の consultant からの推薦状，お墨付きがどうしてもほしいわけです．Consultant の2人は senior registrar の人物も手術スキルも評価していますし，2人だけでなく病院全体からも評価がされています．日本では，なかなかそこまでは厳しくされていない．聞いた話ですが，最低3施設くらいは senior registrar として働いて，複数の病院からの評価を得なければなりません．1病院の契約は1年か，2年で，異動を繰り返して40歳代で一人前になるという道筋です．私と同期の英国人2人の registrar は，心臓外科医にはなれず，1人は整形外科医，もう1人は GP（General Practitioner）になりました．

手術の共通認識をもつための術前の儀式─タイムアウト

仲田 留学のあとまた天理よろづ相談所病院に戻られたのですね．

上田 はい．私のあとも，天理よろづ相談所病院から2人のレジデント出身者が National Heart Hospital に留学しました．私がラッキーだったのは，英

国は 1986 年までは，外国から来た人にも給料を払ってよかったことでした．EU ができて以後は，EU 以外の国から来た人には給料を払えなくなりました．つまり 1985 年の私は英国の国家公務員でした．

仲田　そうすると EU 以外からは大分入りにくくなったのですね．

上田　現在は，ものすごく入りにくいです．給料をもらわなければ，留学できるかも知れませんけれど．

仲田　英国で経験されてきて，先生はそのあとどういうふうに変わりました．

上田　当時，私は 35 歳でしたが，留学を経験した 2 人を軸に，ナースと臨床工学技士を育てるために手術マニュアルを作りました．また，いろいろな手術書をコピーして，旅行でいう行程表を作り，たとえば，フライトプランですが，手術の前に麻酔科もナースも含めて，手術チームが周知すべき内容の手順書を作りました．

仲田　英国にはありましたか？

上田　ありませんでした．ただ，文字だけの 10 枚くらいのプリントがあるだけでした．最高レベル，senior registrar にとっても最終段階の病院なので，すでにでき上がったスタッフばかりで，ビギナーはいませんでしたから．

仲田　たしかに行程表は必要ですね．

上田　そう思います．目的は異なるのですが，1, 2 年前から，「タイム・アウト」がわが国にも導入されました．名古屋大学でも 2008 年から実際に徹底されたばかりです．

仲田　「タイム・アウト」とは何ですか？

上田　2003 年頃からアメリカや WHO で推奨されたことで，手術前の儀式です．いったん仕事を全部中断します．「今日の患者さんは A さん，手術予定はこれこれで，術者は上田です，第 1 助手は・・・」といってメンバーを全部紹介します．メンバーを確認して，「これから手術を始めます」となります．

仲田　分かりきっていることもですか？

上田　はい，すべてです．このタイム・アウトの始まりは米国の，For preventing wrong site, wrong procedure and wrong person surgery, つまり部

位を間違えてはいけない，術式を間違えてはいけない，患者を間違えてはいけない，ということで，医療安全の目的で提唱されました．現在，名古屋大学ではそれ以外に，行程表のように，今日のプランはこうで，この手術にはこういう問題があり，準備すべきことはこうで，うまくいけばAの方法だし，そうでなければBの方法を取るかもしれないので，物品を用意しておいてください，とまで確認します．皆が共通認識を持つことができます．麻酔も心臓専門の麻酔科医が毎回担当するというのはまれですから，お互いの協力という意味での，手術の共通認識を持たなければなりません．そこで，安全管理と合わせて，こういうことをようやく始めたということです．

仲田　いいですね，これは．

上田　だから，当時，天理よろづ相談所病院では心臓外科の専門ナースを作ってもらって，そのナースと一緒に手術術式を勉強しましたから，「今日の手術術式はA」といえば，短い言葉で説明できました．また，紹介するまでもなく，ほぼ同じメンバー，つまり心臓外科の6人と，ナース3人と，技師さん3人と麻酔科医も3人ほどですから，そのメンバーのローテートであれば，チームとして成り立つので，いまの自己紹介は不要ですが，

言葉で伝えることの大切さ

上田　大学ではこのタイム・アウトの儀式は不可欠です．麻酔科医も心臓麻酔の専門ばかりではないし，1，2年前までは手洗いのナースも専門ではなくて，毎回違う人が手術に加わることになっていました．私はジョークで言うのですが，「これでは草野球だ．日曜に集まって，手術をやろうというのはおかしいだろう．プロがやるならプロ野球でなくてはいけない．自己紹介が必要な選手がいるのはプロ野球じゃないだろう（笑）．ピッチャー（術者）だけは，知っているけれど，センター（第2助手）は誰かわからないというのはおかしい」．ところが大学病院は教育の面もあるし，各科の事情もあり，各セクションの教育も一緒に現場でやっています．術前に共通認識を高めておくと，手術中の不測の事態に対しても，普通トップの術者だけが思っているこ

とを，レジデントでも理解できるようになる．たとえば，レジデントは標準的な行程しか知らなかったけれども，道を外れたらどうなるのかということがわかってくるかもしれない．

術前カンファレンスで，術者から「手術で見てからだね」といわれても，「見てどうだったらどうなるのか教えてください」と，つまり，「手術で見てここがこうだったらAの術式，ここがこうだったらBの術式としよう」と教えてもらわないと，何を準備しておいたらいいか分からない．この術中判断という言葉はいい言葉だけれど，何を基準に術中判断をしているのか分からない．やはり言葉で伝える部分が必要です．そうでないと手術戦略の体得というのは，みんなが，ある種の不測の事態が起きて勉強することになってしまいます．それが起きないようにするにはどうしたらいいか，難しい術式はそんなに頻繁にあるわけではないので問題です．手術例数が多い施設と，ボリュームはなくてもある質を維持できている施設を比較とすると，いま申し上げた手術戦略についての教育の有無に隠されているのだと思います．

仲田　これは名古屋大学全体でやられているのですか？

上田　2008年からタイム・アウトは全科でやっています．手術室の基本ルールになりました．

術式の名前だけでなく行程も共有する

仲田　ほかのところでは？

上田　ほかの施設のことは知りませんが（笑）名古屋大学の関連病院ではかなり浸透しています．2003年頃アメリカで提唱され，医療安全のNational Campaignとして推進されました．それ以後もずっと続いているのですが，それでも患者を間違えたり部位を間違えています．手術部位をマーキングしなさいとか，いろいろ提唱がなされていますが，数年遅れて，ようやくタイム・アウトが日本にも浸透してきました．

名古屋大学病院では少し膨らませて，いま言ったように，術式の名前だけではなく，手術の行程も共有するようにしています．術式を言えばその内容

が分かる．麻酔科医ばかりではなく，その手術の麻酔が初めてであれば，術式を言っても分からないわけで，その点は大きく異なります．大学病院ですから，連日のように冠動脈バイパス手術があるわけではなく，非常にバラエティに富んだ術式があるわけです．それは他院から紹介された特殊な疾患が多いためですが，手術スタッフがそれに対応しきれていないことも分かってきました．特に私が初めて名古屋大学に就任した1999年には，それまでの名古屋大学でのやり方と違ったり，また手術のスピードも違うので，麻酔科や手術スタッフがついていけないというのです．「ついてきてください」と言いたくなるのですが，手術を集中して見る，手術の経過を予期する教育が不足していたからだと思いました．「私は麻酔を担当しているので手術は全部は見ない」とか言う医師も出てきました．モニターを注視して，各種の数値から血行動態を判断して，安全な麻酔を維持しなければならないという姿勢のように見えました．だから手術の進行状況までは常時，目が届かないというか，手術を見学，監視しているわけでもない，という風潮でした．私が独走していたのかもしれません．

　これは名古屋大学の特有のことか，あるいは昨今の麻酔科の大きな流れなのかもしれません．麻酔は自動記録になり，モニターはデジタル化され，いろいろなアラームが付いているので，まず安定した麻酔が最も重要であって，その次に手術の流れに麻酔科がうまく介入すればよいという考えかたとも受け取れました．麻酔科医は心臓外科の術者のコントロール下にあるのではなくて，手術をコントロールしているのは自分たちだとの自負があると思います．

　本来，どちらも同じく専門領域であるという認識からくるものだと思うのですが，ただ患者さんを助けることが目標であるわけですから，より短時間でより安全に手術を進めるためにはどうしたらいいのか，不測の事態にどう準備しているかが重要だと思います．血液の準備が手術室に届いていないうちに，人工心肺から離脱してしまったことも経験しました．当然もう血液は準備されているのだろうと思っていたら，体外循環の離脱のタイミングを予

想されていなかったのです．コミュニケーション不足を反省しています．

仲田 ぜひ当院でもタイムアウトは明日からでもやらせていただきます．

上田 市中病院のほうがタイム・アウトの導入は早かったですね．関連病院で時どき，手術指導をすることがありますが，外科医よりも先に，看護師さんやや麻酔科医が「タイム・アウトしましょう」と宣言されることもありました．そこで，いったん皆が手を止めて，今日の手術に参加するメンバーが全員で，タイム・アウトを実行する，というスタイルが定着していました．

スキルは到達度に応じて教育する

上田 1986年に英国から帰ってから，1999年に名古屋大学に行くまでの間，心臓外科のレジデント希望者は各学年に1人くらいはいたのですが，シニアレジデントは原則的に2年に1人を採用していました．毎年250から300件ほど手術していたのですが，毎年シニアをとるには手術数が少ない．外科レジデントは4年制なので，1年おきに2人シニアレジデントがいることになります．もし，その症例を3人で分配するとなると数が足りない．それで2年に1人を採ったわけです．

初心者から4年で心臓外科の手術を一通り学ぶのですから，スキルをどう教育しているかということでは，やはり時間の制約が大きな問題です．教育にも，手術にも掛けられる時間の制限があるので，ある程度はレベルをつけて教えなくてはいけない．レジデントがどのレベルまで到達しているか，を見極めていなければいけない．評価は数値化できないけれども，たとえば皮膚を縫う場合を見ていても可能です．よく1年目に教えるのですが，「新生児の皮膚をきれいに縫い合わせる技術と血管を縫う技術は一緒だ」，と．皮膚だからと馬鹿にしていてはいけない．大人の皮膚だと少しずれてもなんとかごまかしが効くけど，新生児の皮膚はごまかしがきかない．つまり，皮膚縫合の運針の技量でも血管縫合のスキルのレベルは分かります．心臓を縫いたい気持ちは分かるけれど，皮膚も満足に縫えないうちに心臓を縫ってもらうわけにはいかないのです．

運針の正確さ，針の運びの正確さはもちろん必要ですが，なおかつ同時に両側から縫い合わせる場合，きっちりとレベルがきれいに合っていて，真ん中で出会うようにしなければなりません．東海道で例えれば，静岡か浜松で出会えればいいけれど，私が大阪から出発して横浜まで行っている間に，向こうがやっと東京から横浜に着いたのでは遅いわけです．このたとえで，スタートしたら皮膚切開の両側からきれいに縫って，中央で上手く合うかどうか，開心術の最後の皮膚縫合まで私は付き合います．レジデント1年目には，これを繰り返すようにしています．みんな，見違えるくらいに，運針の技量の成長が見てとれます．きっちりと縫合することが何よりも大事で，その次はスピードアップしていくことです．

仲田　それで先生は基本的なことを書かれておられるのですね．

上田　はい，基本ばかりです．

大学病院で感じたカルチャーショック

仲田　先生は1999年に名古屋大学教授に就任されるのですが，一番変わったことはどんなことですか？

上田　一番のカルチャーショックは，大学は手術室に各科の専門ナースのグループをほとんど作ってなかったことです．心臓の手術は時間が長いとか，もちろん肝臓の手術も長いのですが，他の外科では短い手術もあるので，みんなが平等に労働負担を分かち合おうというシステムでした．

仲田　先生としては専門のチームを作りたかった．

上田　そうですね．たとえば2カ月は心臓手術に付いてくれるのだけれど，それがすんだらほかの外科に行くのです．毎回，この繰り返しでした．手術の件数も増えてきたのですが，今日も明日も続けて心臓手術に付くナースは絶対にいません．なんといいますか，働く人たちの労働環境を大変重視しているのだと思います．

仲田　いつも長いオペに付かせるわけにはいかない．

上田　はい．手術の始まりの時間が遅いことを言いましたが，たとえば本当

に午前8：30に執刀したら12：30まで4時間あるのですが，8：00に集まって朝礼をして，8：30に手術室に患者受けして，麻酔を導入して手術の開始となると，心臓手術を始めるのが10：00頃になってしまうのです．それでは手術開始から2時間でお昼ごはん時になる．早く開始していたら，4時間経ってお昼ごはんになるのに，ちょうど手術の佳境の時間に昼ごはん時になるため，メンバーが交代するのです．それは「ごはん大事」ですよ（笑）．そういうシステムだったのです．それもちょっとずつ変えてもらいました．外科医はごはん食べずに当然，手術しますけれど．さらに，付け足すと，たとえば8：00受け入れて，9：00に執刀して，1：00に終わったらもう1例を午後から手術できるようにしましょう．それは絶対に認めてもらえませんでした．

仲田　本当にそういうのですか．

上田　はい，当時の規則では心臓手術は1日1件しかやっては駄目だということでした．どうせ1件しかできないのだから，ゆっくりしましょうよと．これには驚きました．いまは法人化で国立でなくなったので大分変わりましたけれど，働こうが働くまいが給料は同じで絶対くるのですから．私にとっての一番のカルチャーショックはそれでした．「どうして手術が早くできないのか」と改善策を提言すると，できない理由は100個でも並べられました．「こどもをちゃんと学校まで届けてからでないと出勤できない」とか，「先生のように私たちは単身ではありません」とか，に始まり，各科の手術枠の均等配分が大原則でしたから．

仲田　いまのチームは．

上田　だいぶ変わってきましたけれど，ナースのローテーションが入るためにまだ，不十分です．昔，天理よろづ相談所病院で経験したような専門チーム制があるといいですね．昨今の心臓専門病院やハートセンターの名前が付いている施設は単科病院ですから，手術チーム全体のスキルが上達するというメリットがあります．そこまで大学病院で求める必要があるかどうか，疑問ですが．

大学病院での教育はスタンダードな手術と正確な論述のスキル

上田 外科医の立場から考えてみますと，大学院重点化の影響で，大学病院で勤務することの意義を明確にしようと努力してきました．名古屋大学では30年前から卒業生は全員，大学に残って研修をしてきませんでした．現在の初期研修必修化になるまでは，他大学の卒業生8名程度が，大学病院で研修医としていただけで，名古屋大学の卒業生は全員，関連病院で研修できるように，学生自治会が分配していました．1999年頃は学生自治会が，全国から名古屋大学の関連病院で研修したい医学部生300名くらい集めて，いわば，人材派遣業をしていたわけです．その後は，学生に加えて，関連病院長と教授会のメンバーが入った，三者の協議会で，研修先を決めるようにしてきました．卒後2年の研修の後も，そのまま一般外科の研修，さらに心臓外科の医員として採用されるのが一般的でした．30歳くらいまで関連病院で働いてくるのですから，大学病院で初歩的な基本的なことを教えるということは内科も外科もほとんどないのです．内科は卒後4，5年で，外科は5，6年くらいで大学に戻ってくるわけです．基本的な知識・技能は身に付けているのですが，若干それぞれの病院の流儀に染まっているので，スタンダードな技量の徹底不足，もう一点は論文を書くことを含めて，言葉にする教育が不足していると思います．日常業務に忙殺されていることもその要因です．それはどういうことかというと，私自身もそうでしたが後期研修で4年ほど過ぎてくると，その病院のチーフや病院のスタッフに家族のように育てられているので，外科医として成長していく段階で，言葉を使わなくても以心伝心が当たりまえになるのです．その流儀を覚え，それが普通だと，慣習あるいは伝統だと思ってしまうのです．

仲田 言葉にする教育とは，マニュアルにするとかそういうことですか？

上田 マニュアルだけではなく，「私はこう考えて，このように診療します」とか，言葉で明確に論拠を表現して，「この手術のストラテジーはこういう理由でこれにします」と表現することです．話し言葉では，それなりには伝わるのですが，誤解のないようにきっちりしようとすると，話し言葉では不十

分です．手術のスタンダードを教えることと，正確に論述することを教育する，この2つを大学での目的として位置づけています．いまの人たちはこの点が欠けていて，なかには30歳まで症例報告も書いたことがない医師もいます．

外科系の研修は専門医制度をよく考慮してさがす

仲田　さて，ここから本論ですが，手術の方法についての記述はあるが，どうしたら上達するかという本に出会ったことはありません．外科医になる医師は本心ではそれを知りたいと思っている．そこでどうしたら上達できるかをお聞きしたいのですが，まず研修病院の選び方ですが，インターネットの時代ですが，どの病院が本当にいいのかなかなか分からないようです．どういうふうにして選んだらいいのでしょうか？

上田　いまの外科専門医制度では，まず日本外科学会の認定する外科専門医にならないと，どの専門外科の専門医にもなれません．専門外科というのは，消化器外科医，呼吸器外科医，心臓血管外科医，小児外科医，この4つですが，これらは外科専門医の資格を持っていないとサブスペシャルティの専門医になれないわけです．日本外科学会に入会していない研修期間の経験も，経験症例数に含めることができます．外科医としての最低限の一般素養は必要だということで，心臓外科の専門医でも，腹部のことがわからないのでは話にならないのです．外科の手術件数の大きい病院を選んで，外科専門医としての必要経験症例数を蓄積しておかないといけません．心臓外科の修練が終わるときには，外科専門医を取得しておかないと心臓外科専門医の受験資格がないという，ボタンの掛け違いが起きます．

仲田　十分症例数のある病院を選ぶということですね．

上田　そうです．さらに，外科の基本的な手術，虫垂炎や外傷を含めて，教育システムのある施設が理想的です．日本外科学会の専門医の案内をみれば，研修要件は分かるでしょうし，できたら卒後3年間で達成してほしいと思います．

仲田　いまは何年間で達成すればいいのですか？

上田　制限はありませんが，早ければ5〜7年間で達成できるとよいと思います．消化器外科を継続的にやりながら外科専門医をとってもいいのですが，専門外科の専攻も考慮したプログラムが必要です．たとえば，消化器外科を目指す人にとっても，心臓や呼吸器領域の手術それぞれ10例を経験しなければなりません．一方，心臓血管外科医にとっては，消化器外科を100例経験しないといけない．そう言われても，いったん，心臓外科を専攻してしまうと無理なので，指導する側としては，できたら卒後研修の最初の2年で半分くらいの経験をして欲しいと思います．救急外来で，虫垂炎があったらその手術に入れてもらうとか，あるいは3年目であったら執刀させてもらうとか，そういうチャンスをもらって外科の経験を蓄積して，卒後3，4年で必要な症例数を経験してほしいですね．

仲田　いま新医師臨床研修制度が始まって，最初の2年間全科ローテーションしますね．そのあと外科に入ってから，5年なのですか？

上田　外科の専門医は初期研修も入れて，最速では5年で受験資格ができます．一般外科の最低限の症例数に，専門外科の症例数を加算します．したがって，専門科により心臓の多い人，消化器が多い人，呼吸器の多い人とありますが，総数の枠とともに，それぞれの領域のミニマムの経験数が決められています．研修医の2年間に経験した症例は3年目の秋までに外科専門医修練開始を登録すると，研修医の部分も合算できるのです．そうでないと卒後3年目からスタートになるので，注意が必要です．いろいろ配慮はしてあるのですが，この情報を研修先の病院で外科の先輩が指導する必要があります．1年くらいは，どうということもないのですが，情報をはっきり示しておくほうが安心だろうと思います．日本外科学会や心臓血管外科専門医認定機構のホームページを見ていただけば，こういうことがわかります．

仲田　卒後5年間あって，その中に新医師臨床研修制度が2年あって，それを含めてあと外科の研修を3年やればいいということですか？

上田　はい，卒後，最低5年経たないと試験が受けられないのですよ．5年

ではありますが，5年間消化器外科をやって，そのあとに心臓外科というのでは，あまりに年月がかかるので，心臓外科の修練も卒後3年目からやってもいいシステムです．標準的な望ましい研修の形は，2年の初期研修のあと，3年目に半年から1年，一般外科の修練を受けて，その後は心臓外科を専攻するというものです．もしも，消化器外科の症例数が不足しているのであれば，心臓外科に所属した後も，時折，消化器外科の手術に入れてもらって，外科専門医の申請に必要な不足を補うようにすることです．このように各外科系の研修プログラムをそれぞれの施設で持っていると思います．これが整っている所に行かれることです．病院は，外科を志望する人たちを教育して，スタッフになってもらいたいと考えているので，かなり配慮された魅力あるプログラムになっています．もちろん，途中で進路を変更してもよいのです．内科医から外科医になるのも可能ですよ．30歳代になってから，心臓外科医になりたいと，一般外科から始めている人もいますので，なにも最短距離がベストではありません．ここでお話ししたのは，認定基準を目指して研修をしましょうということです．

外科医と麻酔科医とコメディカルの充足度

仲田　それは調べれば分かるわけですね．さてそのうえで，外科系の研修病院の条件は何でしょう？

上田　外科医の数は当然です．指導医がいるか．これはネットでも調べられます．一般的にいえば，目下のところ，不足しているのは麻酔科のスタッフだと思います．だから，麻酔科スタッフが充足していて，緊急外科対応もできる病院であるというのが明快な条件でしょう．研修病院のなかには，外科医が麻酔を掛けていることもあると思いますが，外科の研修を受けにきたのであって，麻酔の研修ではないはずです．しかし，若い修練中の医師は，どうしても麻酔を担当させられることが多いようですし，それも勉強といえば勉強ですから，しかたないのかもしれません．あとは，心臓外科に限れば，体外循環技師さんがそろっていることです．なかなか計りにくいですがコメ

ディカルの充足度は重要です．

　天理よろづ相談所病院の心臓外科では2年に1人しかレジデントを採らないといいましたが，指導医およびスタッフとの年齢バランスも大事です．1人の指導医がいて，あと若い外科医だけというよりは，いいバランス，ピラミッド型の構成で，下に若い人がいて，中堅に2人くらい，そして部長がいるといいですね．若い外科医にやさしい症例の手術の機会が回ってくるような形がいい．屋根瓦形式で1～2年上の先輩がいるのもいい．そのほうが個人個人に教育するという文化が継承されます．仕事を効率的にするにはどうしたらよいか，よく考えていると思います．もちろん応募段階でいいと思ったのに，新年度の人事異動で変わってしまうこともあります．一概にそんなにいい話はないので，どこかは割り切らないとはいけないと思いますが．（笑い）

指導医の条件とは？

仲田　それから指導医の条件は何でしょうか？

上田　学会が定義している指導医もありますが，先生がお話されているのは，修練医を育てることのできる能力を持ったよい指導医の条件は，ということだと思います．指導医はある程度，レジデントに任せてくれる人でなければならないのですが，レジデントの能力に見合った症例を与えてくれたらベストですね．担当する症例に波がある指導医はまずいですね．忙しいからといって，難しい症例を回す指導医もまずい．あまり年齢が離れると遠慮して話せないという人もいるかもしれませんが，市中病院の部長から大学教授になった個人的な経験からいうと，教授という肩書きがバリアになっていると感じました．卒業したばかりのところから一緒に診療していると話しやすいのですが，そうではなく，ボンと突然外から人事異動で加わると，まずコミュニケーションが容易にとれる指導医でないと困る．疑問に思ったことがすぐ言える，あるいは言ったら答えが返ってくるという指導医でないといけない．そうしないと，いまの時代の外科医は育たないと思うのです．

指導医の技量はなかなか計れません．マラソンでいうと，指導医というのは，5 km なり 10 km 先を走っている医師のことで，自分はどんなにがんばったって追いつけない．自分が目指すのは 5 km まで届くスピードなり，指導医の到達点に数年で追いつこうと努力することです．現在の専門医というのは，資格の始まりに過ぎません．5 年で一般消化器の手術が全てできるということはありません．それは専門にやる資格を得たということに過ぎないのです．そこからもう一度，brush-up を始めるというくらいの意味です．

仲田　5 km というのはいいたとえですね．

上田　ちなみに，1 年の差もなかなか追いつけませんよ．1 年先輩を 5 年で抜くのさえ難しい．だからあわてないで，先輩は 5 km 先を走っているが，君は息切れせずにまず 5 km まで走ることを目指せ，ということです．

うまくなるために徹底的にスケッチする

仲田　それからほかの医師の手術に入ったときの留意点は何でしょうか．

上田　よく勘違いして手術の流れ，行程表を勉強してしまいますね．

仲田　でも，それは必要ですよね．

上田　そうですが，それで手術ができるかというと，できません．手術の流ればかりを見ている人がいます．ヒントを言いますと，たとえば血管吻合などで心臓外科では丸く縫うことがあります．この場合，どこから縫い始めたかを見てなくてはいけない．1 針目をどこからどちら向きに刺入したかまで詳細に見なければならない．さらに，そのとき左手の鑷子はどこを持っていたか．大動脈を一周縫合したと記憶しているが，手術後に，1 針目をどこに刺入したかと聞くと，答えられない．また，鑷子で持ってはいけない所，持つべき所がありますが，手術の流れに注目していて，そこを見ていないですね．たとえば，ある箇所に 1 本，糸を刺入して，そこを引っ張ると次の糸がかけやすくなるところがあるのです．先ほど言った一周回る縫合では，スタート地点によって，縫いやすさが断然違うのです．これらは経験に基づく理屈があるのです．それぞれ人によって，異なる流儀があるのですが，多く

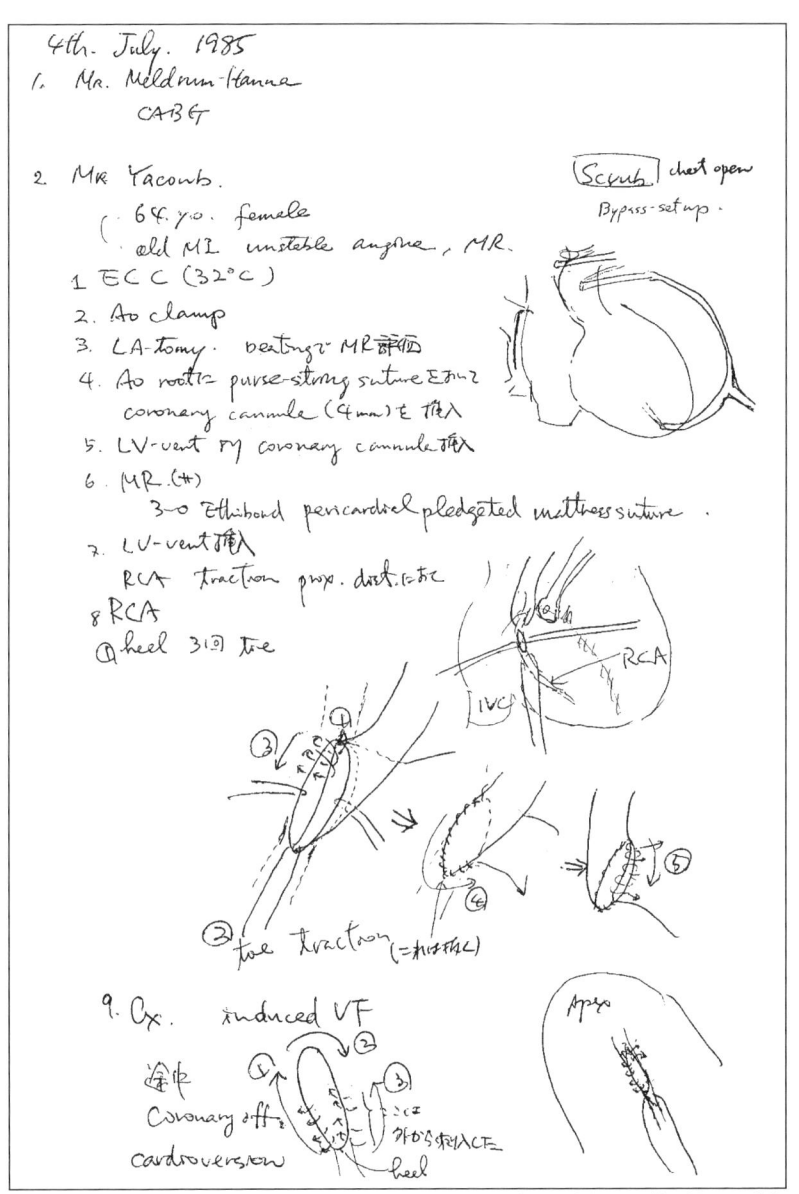

4th. July. 1985
1. Mr. Meldrum-Hanna
      CABG

2. MR Yacoub.　　　　　　　　　　　Scrub　chest open
      ・64 y.o. female　　　　　　　　Bypass-set up.
      ・old MI, unstable angina, MR.
   1. ECC (32°C)
   2. Ao clamp
   3. LA-tomy. beatingでMR評価
   4. Ao rootにpurse-string sutureをかけて
      coronary cannula (4mm)を挿入
   5. LV-vent my coronary cannula挿入
   6. MR. (+)
         3-0 Ethibond pericardial pledgeted mattress suture.
   7. LV-vent挿入
         RCA traction prox. dist.にあて
   8. RCA
   9. heel 3回 tie

      ② toe traction (これはなし)

   9. Cx. induced VF
      途中
      coronary off
      cardioversion

図1　その日の4例のうちMr.Yacoubの第一助手として手術に参加した第2例目の手術と第4例目の手術のメモとスケッチ．**1-a.** 第2例目は陳旧性心筋梗塞，不安定狭心症，僧帽弁形成術，3枝冠動脈バイパス術（基本的運針のスケッチ）

10. LAD

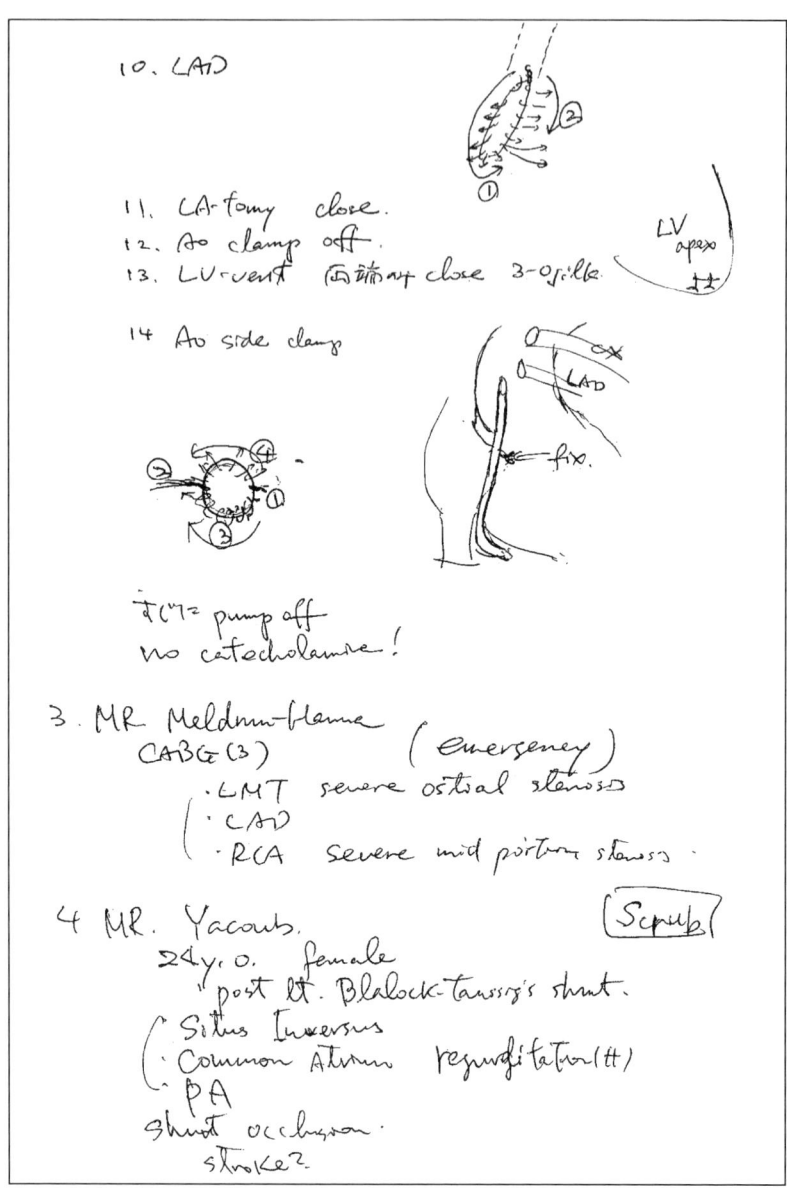

11. LA-tomy close.
12. Ao clamp off.
13. LV-vent 両端at close 3-0 silk

LV apex

14 Ao side clamp

Ox
LAD
fix.

すぐに pump off
no catecholamine!

3. MR Meldrum-blenne
   CABG (3)   (emergency)
   ・LMT severe ostial stenosis
   ・CAD
   ・RCA severe mid portion stenosis

4 MR. Yacoub.   Scrub
   24 y.o. female
   post Lt. Blalock-taussig's shunt.
   ・Situs Inversus
   ・Common Atrium regurgitation (#)
   ・PA
   Shunt occlusion.
   Stroke?

図 1-b. 4 例目はまれな成人の単室性（内臓逆位）の Balock シャント術．開胸，術野の展開のコツ（運針の手順がスケッチ）

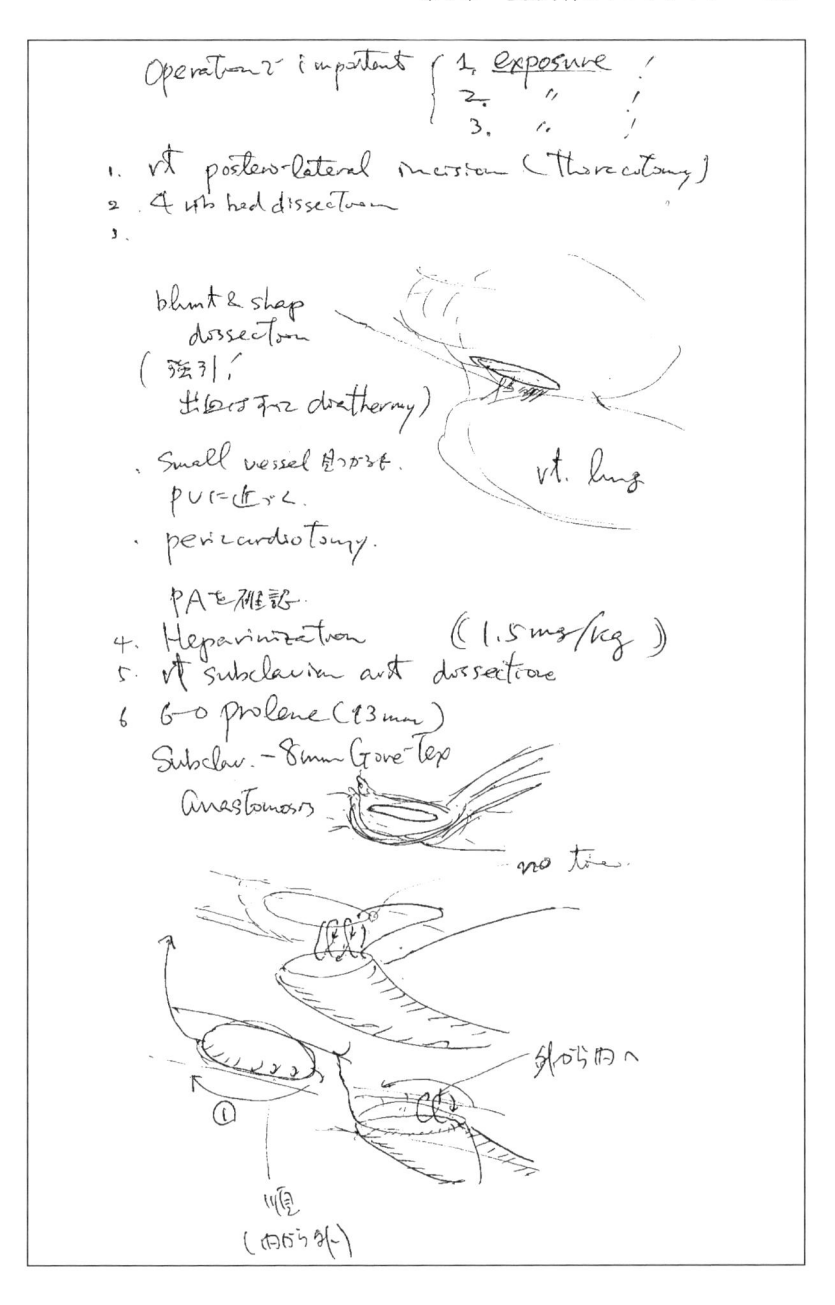

Operationで important { 1. exposure
                        2. "
                        3. "

1. rt postero-lateral incision (Thoracotomy)
2. 4 th rib dissection
3.

blunt & sharp
dissection
(強引;
出血けずに diathermy)

・small vessel 見つかると
  PUに圧迫
・pericardiotomy.
  PAを確認.

4. Heparinization (1.5 mg/kg)
5. rt subclavian art dissection
6. 6-0 prolene (13mm)
   Subclav. - 8mm Gore-Tex
   anastomosis

no tie

外から内へ

川向
(内から外へ)

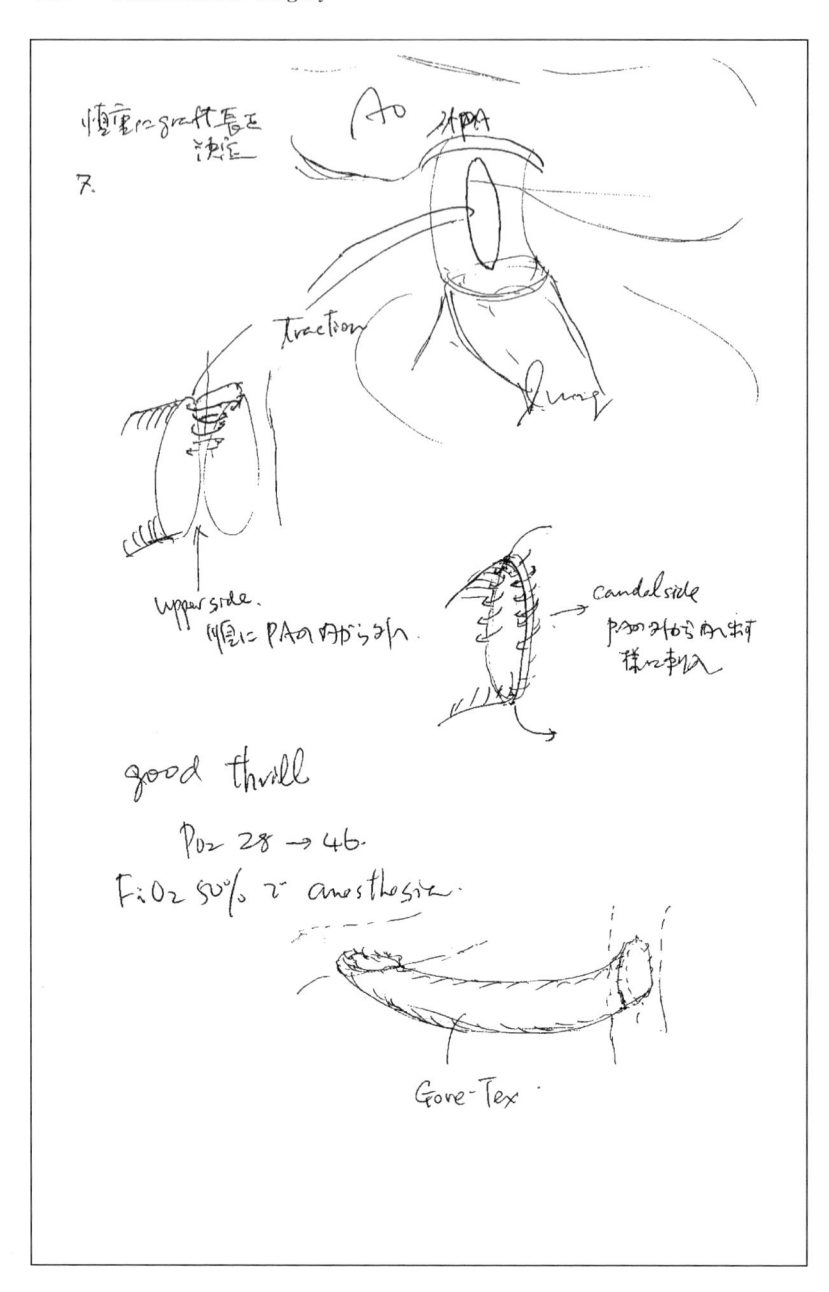

Cardiovascular Surgery

心嚢にgraft長を
決定
す。

Ao 外PA

Traction

lung

upper side.
心嚢にPAの外から外.

candal side
PAの外から入れ出
様に刺入

good thrill

P_{O_2} 28 → 46.
F_iO_2 50% で anesthesia.

Gore-Tex.

の人の手技を見て自分に合うのを見つける必要があります．それには徹底的に手術のスケッチを描くことです．1985年の留学中には，その日に見た手術は1針目をどこに入れたかを，1，2，3と番号を入れて徹底的にスケッチを細かに描きました．それがいまも私の財産ですね．上手い人の手術を見るのが一番いいのだけれど，下手な人の手術を見て，どうしてあんなにやりにくいのかを考えることも大事です．手術の流れだけ見て，さらっと手術書を見るがごとくのイメージになってしまって，実際にやってみろといわれるとできないのではいけません．

仲田　ただある程度自分でやってみないと気がつかないことですよね．

術者に見えている絵を描く

上田　もちろん，やってみて気がつくのですけれど．その前にまず見てみないと分からないことがあります．だから，実際の手術を見る機会がある，アシスタントとして手術を経験する人はまだ恵まれた人です．手術では，患者さんの右側に術者が立ちますが，助手の位置から術野のスケッチを描く場合，術者が見えているように，180度ひっくり返った絵が描けるかどうかを私は注目しています．術者が見えている絵をではなく，自分が見えているとおりにしか描けない（図を描いたあとで紙を回転することで対応する）人もいます．これは，トレーニングすることによって描けるようになります．その感覚を養っていくことです．

仲田　術者の目でということですね．

Hand-eye coordinationのトレーニング

上田　はい，とくに心臓の手術では立体的な吻合を要求されますので．三次元的にどう見えているかを評価する場合には，図を描いてもらうしかない．絵の上手下手は別にして，手術が終わったあとに脳裏に残っている術野を図で再現できるかどうかです．天理のときは厳しくやりました．手術の図を描かせて私が直していました．言葉では過去の手術記事を読んで書けてしまう

ので，絵を描かせないと駄目です．Hand-eye coordination とも言われるのですが，目で見た情報にしたがって正確に手が動くトレーニングが重要です．
仲田　慣れないと車のナビゲーションで自分の車の向きにしかにしか理解でいないのと同じですね．
上田　そうですね．上が北の地図で瞬時に分かる人と，そうでない人がいる．走行方向が真上がよい，というのと似ていますね．それはそれで正しいのだと思います．術者とは反対向きに描くほうが正確に絵が描けるのだと思います．いま申し上げているのは自分が術者になったらという前提からです．その次の段階では，レジデントを術者の左側に立たせます．術者の肩口から，同じ view で術野がどうなっているかを見せます．
仲田　そういう視点で考えたことはなかったですね．なるほど．
上田　これは自分で絵を描いてきて勉強したこととすり合せるのです．見学するなら可能な限り，術者と同じ肩口から覗くことを勧めます．
仲田　そうか術者の後ろに立たなくてはいけないわけか．
上田　ヘッドカメラで術者が見えているのを，モニターで見えるようになっているのですが，それも手術の流れだけ見ていないで，モニター画面以外の全体を見なければなりません．どこかで縫合の中継ぎをしたり，針を持ち替えたり，場面に応じて縫いやすい方法なり正確に運針する技術を工夫しているのを見てほしいのです．関節の固さというのは皆それぞれ異なりますが，腕を上げるほど関節は回りにくくなります．手術台を下げれば関節は回ります．このように台の高さも大事で，自分の関節可動域を覚えないといけない．たとえば，丸の中心に向かって放射線状に糸をかける練習をするときに，どこの時点で針を逆針に持つのかを体得していないといけません．心臓外科ではそれが基本中の基本なので，レジデントのはじめにこの練習をさせます．刺繍の道具を買ってきて，自分で丸を描いて放射線状に正確に刺入，刺出できるように，最低毎日 3 回は練習しろといいます．針の大きさもそれぞれの糸の太さによって違いますから，思ったところから思ったところに出るように，等間隔に運針するにはどうするか，練習で体に覚え込ませます．それは

野球の素振りに相当します．

トレーニングは箸づかいから

仲田 心臓血管外科では，非常に深い所で手術をやらなくてはならないのですよね．

上田 はい，したがって針の持ち方に特殊なものがあります．一般の運針は水平（level）の forehand，逆向きは backhand です．深い部分になると，forehand down や backhand down が必要になります．この backhand down は逆針で backhand に持針器をもって縫う方法ですが，スムースにできる人はなかなかいないですね．forehand up も backhand up もあります．これらは基本的な素振りの練習に相当するのに，十分されていないということです．古い本ですが，「Manual of Cardiac Surgery」という本があります．タイトルからはマニュアル本のように見えるけれどもそれだけではありません．もちろん，持針器の持ち方の基本的なことが記載されていますので，私はこれのコピーを見せながら，修練中の人に自分の型を作るように指導します（図2）．さらに，この本には「ミュージシャンや運動選手は，トップレベルにある人ほど，練習を欠かさない．いわんや修練中のレジデントは，どうしたらいいか分かるだろう」との記載があります．手術室や講義室の椅子には結紮を練習したあとの糸をよく見かけますが，どうして縫う練習をもっとしないのでしょうか．練習といえば，持針器に把持した針を糸を引っ張って，上手く針を反対向きにできるのですが，私より随分うまい人もいます．サッカーでいうリフティングのようなものです．「針糸のリフティング」ができる人もいます．私はまねできませんけどね（笑）．このようにヒントを与えれば発展，順応する能力は若い人たちは持っているのです．もうひとつ，この練習の例をいうと，「日本人は箸で，豆も納豆もつまめる．それができるのだから手術はできる」と私は言います．生まれたときから箸づかいを練習して，滑る豆でもつまめるようになったのだから，それと同じように心臓外科医になると決心したときに，食後に30分ないし1時間練習する．できたら左手でも練習

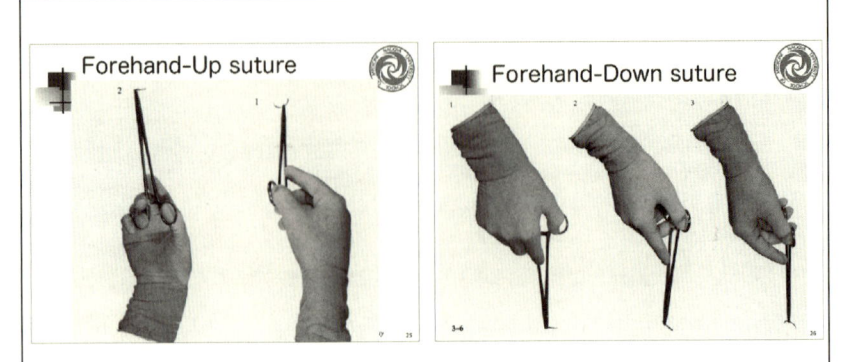

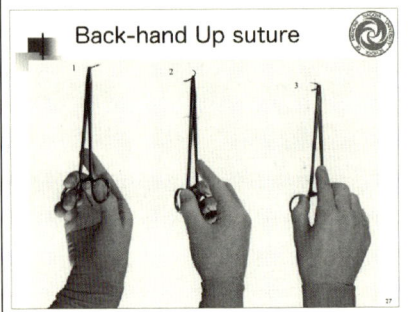

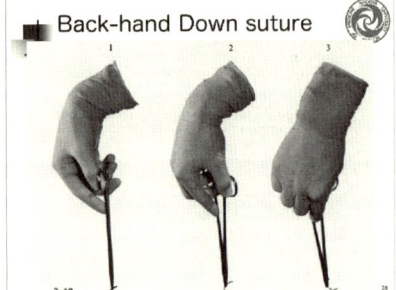

126   Cardiovascular Surgery

Forehand-Up suture

Forehand-Down suture

Back-hand Up suture

Back-hand Down suture

Practice

The concert musician and the great athlete, even at the peak of their skills, realize thefundamental importance of practice; surgeons should do no less.

Practice is obviously of most importance to a surgeon during the most intense period of learning - the residency. It should be utilized whenever necessary after residency to maintain or attain the highest level of technical skill.

図2　修練中の人に基本としてマスターしてもらう持針器の4つの持ち方
(Bradley J. Harlan et al, 1995　より引用)

しろと言っています．天理よろづ相談所病院のレジデントでは二人が左利きから右利きに変わり，彼らは両手で運針できるまでになりました．練習すればできるのです．器用，不器用のせいにしては駄目です．その技術の向上は，前に言ったように皮膚を縫うのを見ていたら分かります．たとえば「いつもは東京発だけれど名古屋発の逆針で縫おう」というようなこともします．これも，スキルの基本的なところを維持する努力です．「皮膚縫合なんて」と馬鹿しないで，皮膚縫合をいかに正確に早く行えるかです．皮膚もきれいに縫えないのに 1.5 mm の血管を縫えるわけがない！

拡大鏡をかけて食事をする

　また，拡大鏡を付けたら，5 cm～6 cm 四方しか見えていないのですが，そういうところで全体を見る訓練をしないといけません．拡大鏡をかけて手術するのであれば，拡大鏡をかけてご飯を食べられるようにならなくてはならない．事実，私は英国で 1 年間，その練習として自宅では拡大鏡をかけて食事をしていました．

仲田　何倍ですか？

上田　2.5 から 3.5 倍です．拡大鏡と裸眼で見えている差がなんなく頭の中で統合されるようになります．手術のときだけ掛けるから変なことになる．つまり，これも基本は練習です．唯一，ミュージシャンやトップアスリートと違うところは，心臓外科医の皆がイチローになる必要はないのです．それは無理な話で，手術はそんなレベルではないのです．ちょっと間違って認識されていると思うのです．名手というのか，あるいはメディアがつくっている「神の手」というのは，あれは間違っていますよ．

仲田　どういうふうに間違っているのですか？

上田　それは「神の手」かもしれません．しかし，皆が「神の手」になる必要はありません．いってみれば草野球ではなくて，高校野球のレギュラーくらいでもいいかと思います．チームプレーができて，きっちりした質の手術成績が出ればいいとすれば，エラーがない状況にする．見た目にきれいな吻

合ができる，いつも質が高いということがもっとも大事です．基本的なことが身についていること，それとチームとして成り立つことが大事なわけです．目指すレベルは「神の手」ではない．

　修練中には，先ほどの刺繍での練習の次に，冠動脈を想定してティッシュペーパーで練習します．ティッシュを動かないようにして運針を練習する．動物ではかわいそうなので，食用のハムを縫ってもいい．これも基本に尽きます．あとはその手技の組み合わせと手術全体をリードしていく力でしょう．

新しい手術法には新たなセイフティネットが必要

仲田　名古屋大学のホームページに，心臓を止めないで冠動脈を縫うと書いてありますが，どうやって行うのですか？

上田　すでに，十数年前に開発された off pump バイパスという方法で，心臓は動いているのですが，心表面の一部だけを圧力で止めるスタビライザーという器具を用いて，冠動脈吻合を行います．初期の頃は圧迫していましたが，いまは吸引式で固定しています．これが当時の新しい術式で，従来の体外循環を用いて心停止下に行う冠動脈バイパス術と違うものが導入されました．新しい手術法が開発されたときには，20年の熟練者や指導医も，10年目の医師も，初めて経験するのですから，同じスタートラインに立つのです．腹部外科で言えば腹腔鏡手術がそうです．腹腔鏡手術が登場したときに，これまで開腹して胆嚢を摘出していたのと，全く違った術式になってしまって，従来の技術を若干は応用できたとしても，そのままでは応用できなくなりました．あるいは先ほどの三次元的にどう理解しているかも重要です．内視鏡下手術では，モニターの二次元の画像情報のみで，触診もできませんから．いろいろな点では共通するのだけれど，指導医たるものと，中堅クラスのギャップが，同じスタートラインに立つことでなくなった．そこでメディアにアピールする若い人が出てきたのではないかと考えています．off pump バイパスというある種の技術革新が起きたときに，リスタートのような形になっ

たのですが，それにいち早く到達しなくてはならない，とあせる必要はないのです．

仲田　冠動脈は 2〜3 mm でしょう？

上田　直径が 1.5 mm 程度です．切開する長さが約 5 mm．

仲田　吸引でも完全に止まるのではないでしょう？

上田　若干は動きますね．完全には心停止でないと術野は静止しません．この方法と，心停止下を比較すると，0.何 mm かは，ずれる可能性はあります．それが上手にできる技術が確かに要るのです．心臓を動かしたままで，体には血流，血圧が維持されなくてはならないために，麻酔科医の協力も必要になります．人工心肺を使っていませんから．さらに，吻合中の冠動脈には血流がありませんから，短時間でも心筋虚血が起きているわけです．時間が短ければ短いほど安定します．特に回旋枝の吻合では，心臓はねじれて立ち上がっていますので，それが何らかの原因で心室細動になったりしますと，大急ぎで体外循環をセットアップしなければいけない．いろんな工夫，あるいはいろんな安全対策，セイフティネットが必要な手術で，もちろんそれなりに注目される技術ではあったのです．そこで，昨今メディアに注目されたのが先程の「神の手」ということばです．新しい技術をいち早く自分のものにして，新しい技術で手術の成績がよくなったと社会的評価を受けたのだと思います．

新しいものに傾く傾向と無視する傾向

上田　これは日本特有の，というか，この分野に限らず，日本人全体の風潮として，服装の流行も含めて，全部が同じ方向に流れてしまう傾向があります．日本ではいま 6 割くらいが off pump，心拍動下の冠動脈バイパスです．Pump というのは人工心肺です．一方，欧米では 20％ 程度で，80％ はいまだに体外循環を用いた心臓停止下の冠動脈バイパス術を行っています．日本では，この術式ができなければ技術が低いという風に評価されるからでしょうか，私はそんなことはないと思っています．もちろん，新しい術式をできる

ことは大事だとは思いますが，それは off pump に要する基本練習を一生懸命やった結果を評価すべきです．どこか新しい技術，これまでと違う状況が出てきたときに，それに対応する練習をしなければなりません．旧来の術式で問題点が出たときに，自分の技術や手術ストラテジーそのものも含めて見直す，反省する，あるいはひとつレベルを上げるにはどうしたらよいかを，常に考えておかなければならないのです．ちなみに，冠動脈バイパス術は心臓表面だから心臓を止めないでできるのであって，心臓の中の病変には人工心肺を使って心臓を止めて行わないといけないのですから，従来の方法も非常に重要だということです．

　話は変わって，弓部大動脈の手術のように，心臓外科の手術はこれまで難しい field に挑戦して，発展してきました．あるいは，今まで手術死亡率が高かったものをなんとかして手術の質を上げようと改善に努めてきました．こういう場合に，日本的な考え方の一つとして，なかなか革新的なことを認めがたい傾向にあります．従来から大半の人の行ってきた方法が主流であり続け，よほどのことがない限り主流から変わることはない．主流ではない人を無視するか，あるいは，評価するのに時間がかかる．欧米でも同様なことはありますが，ただ新しいやり方も柔軟に認めます．あるアイディアを若い人が考えたとすれば，一緒に伸ばすような指導医がいればいいなと思いますね．私自身はそういう指導医に恵まれたと思います．

技量を高める基本は自分の技術・手術戦略を振り返ること

上田　私は 30 歳代半ばで何とか一人前の心臓外科医になりましたが，その頃から手術上の問題を克服するにはどうすればよいかを考えるようにしました．病変のせいにしないで，自分の技術のせいではないか，あるいは手術に時間がかかりすぎた，もっと早く吻合できればよかったのでは，と考えなければ進歩しません．しかし，ともすれば重症であったとか，冠動脈のクオリティが悪かったとか，大動脈の病変が強かったとか，他に原因を求めがちです．もちろん病気があるから手術が必要になったわけですが，克服するには

どうしたらいいか，うまくいかなかった時に，チームで考えないと成長はありません．外科医はそうであるべきです．自分たちの技量，手術戦略に足りないところがあったからうまくいかなかったのだと考えることです．内科医の中には自分たちの治療が悪かったからとは考えずに，病気が進行しすぎていた，あるいは薬が効かなかったと言われる方が多いように思います．診断が遅れた，などとはめったに考えていないようです．患者が受診するのが遅すぎたと言っているようにも，私には映ります．ではそういうタイミングで来た人をどうしたら助けられるのかということを考えるべきだと思うのですが．外科医も手術の技量を高める基本は，自分たちの技量のどこを改変すればどのようによくなるか，という疑問を常に持ち続けないといけないと思います．若い人たちもそれに気づいてくれれば修練のモチベーションが維持できるし，いろいろなアイディアを考えてゆくきっかけになります．

手術前日は完全イメージトレーニング

仲田　手術の前日の準備はどうされていますか？

上田　今は怠けてしまいましたが，手術の行程表は完全にイメージします．以前，私が経験の少ない手術の執刀医に指名されたときや，部長になって手術をリードするようになった直後は，手術とほぼ同じくらいの時間をかけて手術全体をイメージしていました．

仲田　そんなに時間をかけたのですか．

上田　慣れてきても，最低でも1時間はかけていました．特に，手術の佳境のところは，この箇所からこう縫って，何針縫って，というようなことまでイメージをしていました．とくに自分が初めてやるときは相当の時間をかけました．いまだに，こんな病気は初めてだというのに遭遇しています．初めての手術というのは誰にでもありますし，みんなが経験の少ない手術は当然ありますから，このような準備は時に必要です．

　いま名古屋大学では，手術のスケジュールを決めたら，前の週の金曜日に翌週の手術戦略を決めています．その週末にはそれぞれの主治医にさらに考

えてもらって，もう一度，月曜日に最終確認の行程表を決定しています．このように手術前に2回確認を行います．われわれのチームのメンバーもローテートしていますから，こんな手術は初めて，あるいはスタンダードだけれども自分は経験していない術式ということもあります．そこで，カンファレンスで言葉にするということを行っています．私自身は，2004年から附属病院の副院長になって自分自身の執刀数が減り，指導的助手の立場に立つことが多くなりました．この場合には，執刀にあたる外科医に，手術戦略なり手術術式のポイントを話してもらうことにしています．初めて執刀する人には，紙に書いてきてもらいますが，それをもとに質問すれば，この人はポイントが分かっているかどうかが評価できます．手術の流れにとらわれがちですが，各段階でどういうふうに縫って，どこから始めるかという詳細な手順も前半でお話ししましたように大事です．朝7時30分からのカンファレンスでは，体外循環技師にも参加してもらっています．術前にやるべきことは，どこに難しいことがあると想定されるのかなど，皆で共通認識を持つことです．大学病院での修練の目標は，心臓外科のプロの卵である彼らを育て，中堅にして市中病院に派遣するということです．その中から，病院を率いるチーフになってほしいと願っています．

仲田　心臓血管外科のほうで，いい解剖書はありますか？

上田　あります．『心臓外科のための解剖』という本があります．翻訳ですが，オリジナルは，解剖学で有名なAnderson先生とBecker先生の本です．写真もあり，スケッチ併記されています．また，心臓の教科書ではバイブルとでも称すべきものが，Kirklin先生とBarratt-Boyes先生の『Cardiac Surgery』（全2冊）です．天理よろづ相談所病院のレジデントはこのテキスト2冊を読破しています．

手術中は絶対に怒らない

仲田　手術当日の準備としては何かありますか？

上田　早起きですかね（笑）．

仲田　先生はいつも何時ころ起きられますか？
上田　いまは6時くらいですが，ご飯をしっかり食べます．次のご飯がいつ食べられるか分からないからです．それから術中にトイレに行きたくならないように，規則正しい生活をします．
仲田　水分を制限したりしますか？
上田　いえ，いくら飲んでもトイレ行きたくはなりません．
仲田　どうしてですか？
上田　かなりの汗をかいているからだと思います．水分を500ccくらい飲んで手術に入っても絶対トイレに行きたくなりません．当日の準備としては，手術に入ると，手術以外のことは何もできないわけで，そのほかの患者さんのことは他の医師に任せないといけませんから，手術を始める前にいったん病棟の患者さんの顔を見て，病棟全体の把握をして，何かあればこうだということをメモとしてその日の当番の先生に伝えておきます．
仲田　何時ころから先生は回診をされていますか？
上田　天理よろづ相談所病院では7時から回診し，7時半から打ち合わせをして，8時から手術でした．名古屋大学では手術や麻酔の準備のため手術開始は10時です．麻酔の担当が研修医の場合には，やはり時間がかかります．
仲田　手術中の留意点はとくにございますか？
上田　私は絶対に怒りません．自分には怒りますけど，他人には怒りません．
仲田　それはなぜですか？
上田　イギリスでの経験からです．二人のconsultantは絶対に怒りませんでした．自分には「Come on!」など言っていますが．日本では助手や看護師に怒る外科医をよく見てきました．怒ると皆が萎縮するだけで，ただでさえ何をしたらよいのか分からないのに，叱られてよけいにカオスに陥ります．それは共通の行程表を理解していないから起きているのです．ここでこういう器具，糸針が要るかもしれない，と予め言っておけばいいのです．理解が疑わしいときには，再度，「これからこれが要るから用意しておいて」と，数手先のことを言う．大学病院なので，臨床実習の医学生も見学しているの

で，何らかの記憶に残ることを手術室で学んでくれていることと思います．「手術はいやだなあ」と思って見学している学生もいるかもしれません．しかし，手術の雰囲気なり，手術をリードするということはどういうことなのか，分かってくれたらなあと思います．

手術をどう見たかスケッチさせる

仲田 手術が終わった後の作業ですが，手術記録のしかたなど教えてください．

上田 私が手術記録を全部書いて，皆が読めるようにしてあります．もうひとつは第一助手なり受け持ちに記録や図を書かせて評価することもしています．

仲田 秋田脳研の安井先生にお聞きしたのですが，昔の大学では第三助手くらいにオペ記録を書かせていたそうですね．

上田 天理よろづ相談所病院も昔はそうでした．その手術記録は，全部部長に直してもらうのですが，助手としてどう見えたか，どうやったかを言葉に書かないといけないということでした．術者が書くのが正しいのですが，助手にはどう見えたか，が分からないとレジデントの理解度を評価できないのです．現在は，私の描いた絵を助手全員に配布しています．教育ツールとしては，医師として診療録を残すということと同時に，術者はどう見えたかが分かるようにすることで，教育効果はあります．「どう見えたか，絵を描いて」といって，描けたらいいのですが，うまく描けない人もいます．一般的に，先天性心疾患を専門とする医師は非常に手術のスケッチが上手です．絵を見ればどのような手術をしたか，完全に分かります．

仲田 先生はスケッチの練習などされたのですか？

上田 していません．テキストの絵はメディカル・イラストレーターが影をつけたりしてきれいに描いています．私が求めているのはそういう絵ではなく，写実でもなく，オリエンテーションがどう付いているのか，解剖のランドマークはどこに何があったかが記載されていればいい．うまい下手にこだ

わらずに自分が理解している大事な解剖学的要点はここにあり，それとの位置関係はこうであったということが描ければいい．「私は絵心がないので，描けません」というのは間違っています．それを言うなら，立体的には縫えないはずです．

仲田　ほかの留意点はございますか？

上田　後日，統計や症例報告をまとめるため，解析するときに必要なものがあるので，私は1ページ目に定型的フォーマットを作りました（図3）．天理よろづ相談所病院時代のものを踏襲しているのですが，大学に来た当初，驚いたのは，病院全科共通の手術記録で術前診断，術式，術者があるだけでした．それでは1年分の統計を取ろうとしたり症例報告をしようとすると，手術記事を全部読まないとリストアップしたりピックアップするのが難しい．それで記事の表紙をチェックボックス形式にしました．

仲田　たとえばどんな項目が入っていますか？

上田　手術のでき具合では，満足な状態で推移したのか，まあまあ（fair）か，complicated か poor かの項目もあります．手術のカテゴリーに分けてあって，冠動脈，弁膜症，大動脈，先天性など，体外循環時間は何分で，到達法，皮膚切開まで，細かな点を1ページのデータシートにしました．共通手術記録用紙に自由に書くというのをやめて，99年から統一しています．これらを標準化して日本の共通のものにできればいいと思っています．その延長上に，日本心臓血管外科データベース機構の主導で全国の手術データの集積が始まっています．

仲田　イギリスではどうしているのですか？

上田　全部 dictation ですから，術者がしゃべってしまうと終わり，そっけないものです．教育的効果はないです．最近，病院の見学に行くと，手術室の片隅にサーバーとつながった端末画面があり，クリックしていくと手術のことが分かるというシステムで，そのサーバーから英国内のデータセンターにつながっていました．

```
                            Opearaion Record
        Name              age          ID              Date of Operation    Nov. 2, 2008
    Op. began at       ended at            Op. duration
      Diagnosis


      Mode of
      Operation

    Anesthetist
     Surgeon
   1st assistant
    Assistants
    Perfusionist                        ECC No.
    ECC mode    □ H-L bypass  □ Partial  □ F-F bypass  □ PCPS  □ DHCA    ECC time         min.
    Hypothermia  □ normothermia  □ mild  □ moderate  □ deep  □ surface cooling  □ core cooling  □ local cooling
                 □ CP(-)        □ cold blood  □ terminal CP  □ antegrade  □ retrograde
    Cardioplegia □ warm blood  □ crystalloid              □ selective           AXP time         min.
     Arterial
    cannulation  □ Asc.Ao  □ Arch  □ rt.FA  □ lt.FA  □ graft    Arterial cannula size
      Venous     □ RA single  □ RAA  □ RA  □ SVC  □ IVC  □ FV    Venous cannula size
    cannulation
    Cardiotomy   □ RA  □ RV  □ LA  □ LV  □ PA  □ Ao  □ Arch  □ Desc.Ao  □ LA-vent  □ LV-vent  □ PA-vent
    Skin incision  □ midsternal  □ partial sternal  □ rt. intercostal  □ lt. intercostal  □ spiral incision  □ MICS
        Photo                         Pathological
                                        material
    Classification ○ IHD      ○ VHD&IHD   ○ CHD&VHD   ○ Ao
                   ○ IHD&VHD              ○ IHD&CHD   ○ Ao&VHD   ○ Pacemaker
                   ○ VHD      ○ CHD                  ○ Ao&IHD   ○ Miscellaneous
      Remarks



    Complications □ hypotension   □ hemorrhagic tendency  □ VF
                  □ oliguria      □ embolism              □ pulmonary edema
                  □ anuria        □ arrhythmia            □ heart failure
                  □ large bleeding □ A-V block
    Results of surgery
                  ○ satisfactory  ○ good  ○ fair  ○ complicated  ○ unsatisfactory
    Attending Dr.
                                Signature      _____



                            Department of Cardio-thoracic Surgery
```

図3 上田氏が作成した手術記録1頁目の定型的フォーマット

しっかり記録を書いた手術は忘れない

仲田 手術記録の保存はどうされていますか？

上田 僕は全例持っています．78年からの手術記録を製本して持っています．現在では電子カルテと心臓外科医局のサーバーに入っています．スケッチもスキャナーで取り込んでいます．インデックスをつけていますので，すぐに引き出せます．

仲田 天理よろづ相談所病院では病歴室が非常に充実しているとおっしゃっていますが，それはどのように充実していたのですか？

上田 これはあの当時としては電子化される前ですから，全部パンチカードで分類されており，たとえば冠動脈バイパス術の人のカルテを出してくださいというと，開院以来のカルテが出てきます．ちなみに1000冊でも出ます．整然と倉庫に入っていますから，番号で全部探せるようになっています．また，手術したカルテには永久保存という判子が押してあります．

仲田 Mayo Clinicも創立以来全部カルテがあるそうですが．

上田 天理よろづ相談所病院はそれをまねているのかもしれません．レジデントの時には，たとえば，1年前に入院治療された急性腹症の症例を研究することをします．どういうふうにすると，過去のカルテが閲覧できて，データを集積すればよいか，ということを学ぶという教育です．また，それらの記録を見て手術記録を書けるようになるわけです．いい手本があればそれに学ぶというのが，技術や診療録の書き方の継承だと私は思うので，診療録は大事だと思います．ちなみに天理よろづ相談所病院の院長は4, 5年前に日本診療録学会を主催されました．

仲田 最初からそういうことを考えていたというのがすごいですね．

上田 当時は，厚いカルテがばらけないように，タコ糸で和綴じにしていたのです．

仲田 先生はご自分の手術記録をとっておられますね．それはどのように分類されていますか？

上田 分類はしないで，時系列です．天理時代の担当した患者さんの術式は

ほとんど覚えています．それだけしっかりと手術記録を書いたからだと思います．ちなみに，自分の足で旅行したことは忘れないけれども，写真で見ただけのものは忘れるのと同じですよ，先生．

新しい手術は冒険ではなく，「勝算」のある術式を選ぶ

仲田 次に数の多い定型的手術の時に心がけることはありますか？

上田 定型的だと思って手術を始めても，こんなの初めてだということもあります．最近は術中にも超音波で診断をしていますから，病変を見逃すことはほとんどなくなりましたが，直視下で見たものと，エコーや造影という影で見たものの差を最も重視して検討します．なぜ，これが見えなかったのか，なぜこれがあのように見えたのかを，確かめておかないといけない．そのような症例以外は，定型的な手術で順調に終わってしまいます．これらの症例は部下の人にやってもらい，技術的に交代を要するような場合は，なぜ交代が必要だったのかを理解してもらいます．

仲田 それから新しい手術をするときの留意点は何でしょうか？

上田 インフォームドコンセントです．倫理的なことも含め大事です．普通は2回術前にカンファレンスをするといいましたが，待機手術リストに入れる段階でこの病変は従来の手術術式で対応できるか，あるいは，欧米では行われているが日本では行われていない術式が適応ではないかとディスカッションしてきました．したがって，外来では患者さんにはまだ，手術の話をしません．まず，スタッフに私のアイディアを示して，エビデンスを，これまでの症例報告を勉強してもらいます．術中判断を要すると思われる場合は，選択肢を必ず言語化して，枝分かれが2つでいいのか，3つなのかも決めて，それらの準備をしておく必要があります．旧来の術式でいいのか，新しい手術をするかの判断には，この場合はできて，この場合はできない，できない時はどうするのかを検討しておきます．命に関わることですから，決して冒険ではなく，勝算のあるときに新しい術式を行います．スタッフ全員が共通認識を持つことが大切です．私だけがやりたいと思ってやるのではな

く，また，使命感だけでやっているというのもまずいと思います．みんなでこの人を助けるのだ，そのためにはどうするのがベストかと知恵を絞る．

　私は手術を対岸に行くことにたとえます．多くの日本の主流は，対岸に橋を架けようとするのに似ています．安全に誰でも向こう岸に行けるようにする．向こう岸に行くだけなら，飛び越えたり，川が狭ければ棒1本でも跳び越せます．泳いでも対岸に行けますね．どういう方法で行くか，たくさんの方法がありますが，安全策を重要視すればするほど，向こうに行くまでの準備が多くなります．私は手術の手順を省けるものは省けといいます．そうすれば簡略化もでき手術時間も短縮できる．それには，先の例えでいえば，溺れないで向こう岸に到達する技量を持っていなければいけないのであって，それにはどうしたらいいかを術前に考えておく．橋を架けるのか，泳いで渡るのかのバランスですね．定型的手術の場合でも，簡略化する斬新なアイディアが出るのはヨーロッパが多い．常々，彼らはそういうことを考えているのだと思います．術前のカンファレンスでそのようなディスカッションができたら楽しいですね．

　いろいろな病院から，セカンドオピニオンで当院に来られる患者さんが多くて，重症例も多いのですが，定型的でないまだまだ経験の浅い術式を要する症例もありますので，このような検討は月に2，3例はあります．したがって，最も標準的な冠動脈バイパス術が名古屋大学病院では少ないのです．

術中のパニックほど手をゆっくり，助手は声を出さず，命令は一系統で

仲田　重症例ばかり集まるので大変でしょうね．それから手術中にパニックに陥ったらどうしたらよいのでしょうか？

上田　まずは，執刀医は一息をつく．手術室を見渡す．パニックが起きたときに術者が慌てたら絶対だめです．術者は落ち着いて全責任を持つ覚悟で，皆が慌てないようにふるまうことです．それから考える．たとえば，大出血や体外循環にトラブルが発生した時に，皆に短く「起きたことはこれで，こ

れに対してはこれとこれをやるから」と言って，あとはそれを実行する．また，パニックの時ほど，手をゆっくり動かせ，とイギリスで教わりました．いろいろなものに手がひっかかるので，早く動かしてはならないと．早く動かしても何も好転しない．助手も何とかしようとするが，それもするな．命令は一系統で，助手は声を出すな．日本では助手が指示を言っていることがよくあります（笑）．誰が命令しているのかも分からない．

　経験を積んで来ても，予想しない事故もないとはいえませんが，起きるリスクの多くはほぼ頭に入っているので，対応できます．1万人に1件起きることはインフォームドコンセントでは説明していませんが，私の頭のなかでは，ここで何かあったらこれが起きるかもしれないという，ごくまれなことも経験してきたつもりです．この手術でのマネジメントにおける態度については伝えないといけないと思っています．皆が私と同じピットフォールに落ちていたら，いつまでたってもその落とし穴は落とし穴であり続けるので，そこに蓋をするのが私たちの役目です．貴重な経験から，皆に警鐘を鳴らしておくことが，教育的な機関としては非常に大事だと思っています．ただ，これはあまりオープンにされない内容なのです．私は，日本心臓血管外科学会の医療安全管理委員長をしていますが，いくつかの病院で類似の事故が起きていることを把握できています．これをいかに病院の特定なしで，学会員に安全情報として周知していくかが大変重要な課題です．

仲田　そういうシステムがあるのですか？
上田　いま，ようやくできつつあります．

術後はまずベッドサイドへ

仲田　それから，手術後の経過についてはどのような点に配慮していますか？
上田　これも教育の点からいうと，受け持ち医と一緒にICUに見に行くこともあるし，先に私が見てのちに担当から報告を受けることもあります．そうすると経過をどう把握しているかが分かります．時には，報告を受けてか

ら一緒に見に行くこともあります．私と両方でチェックします．当直医がどれだけ術後経過を正確に把握したか，正しく報告したか．「異常ありません」なら本当にそうなのか．心臓手術は，重症例や小児になると，安全域の幅が狭くなり，短時間で悪化してしまいます．出血量でも 100 ml でも平気な人と，500 ml まで平気な人がいる．あるところでガクンと血圧低下して，心室細動になってしまう人もいる．あとからみると，この辺りからおかしかったというのは分かりますが，実際の時間経過では，初期の異常を見極めるのはたいへん難しいのです．やはり経験が必要になりますので，私は一緒に見に行くようにしています．術後経験の浅いレジデントには，「看護師からの連絡を言葉で受けて，言葉で指示するのは早すぎる」と言います．先ほどは，言葉にしようと言いましたけど，その言葉が患者さんの術後経過を正しく記述していない可能性があります．モニターに表示されている情報以外に，まだ言葉になっていない患者さん情報，表情とか手足が冷たいとか，数値以外の，「胸の上がり具合」などの身体所見は非常に重要なので，「ベッドサイドに足を運べ，電話で対応するな，基本的な身体所見を自分でとりなさい」といっています．このフットワークが看護師からも信頼されるのです．だから「もし経験の深い看護師から電話をもらったら，急いで駆けつけろ．彼らは判断に苦しんだのだから電話をしてくれたのだ．電話情報だけでなく足を運びなさい」ということです．術後は，ベッドサイドにまず行くことです．一緒に診察することでお互いの言葉にしにくい部分を共通のスケールで判断しようとする努力をしているのです．これは外科系すべてに共通することで，ドレーンや器具の状態，患者さんの表情，皮膚の湿り具合とか数字にならない情報が重要です．この曖昧な情報がある共通の認識として管理されていくと，安定した手術成績になっていくのだと思います．

手術手技のトレーニング法

仲田　手術手技の鍛錬法ですが先生はどうされていますか？
上田　手首を動かすことは大事で，基本的は順針と逆針を繰り返す．野球で

いえば素振りですよ．針をもって次の操作にいかにスムーズに移行するか．左手で組織を持って，右手で持針器を把持して縫うという単純な操作の繰り返しですが，その精度とスピードを維持するには訓練が必要です．たとえば学会で1週間休んだ，その次の週の手術では，前日は基本的な操作の訓練をやります．また，できるだけ，休暇明けには重症例を入れることはしません．

仲田　手術文献の収集はどうしていますか？

上田　今はいい検索ツールがあるので，心臓胸部外科領域ではメジャージャーナルが4，5本あって，それらのコンテンツのサービスがあります．CTS Net（Cardio-Thoracic Surgery Net）というのですが，全世界の心臓胸部外科に特化した文献検索がすばやくできます．Stanford大学が提供しているものでは，登録したキーワードに関する新しい文献を週単位でメールで知らせてくれる，もっと広範囲な雑誌を網羅した文献サービスもあります．ITの発達した現在では，最新の情報を見逃すことはありません．最近はPubMedよりもGoogle Scholarのほうが的中率が高くなってきているようです．

世界中で外科医が足りない

上田　これまで言わなかったことを追加します．天理よろづ相談所病院では5年くらいの短期間でハイレベルの心臓外科医の卵を育ててきたと自負しています．それはレジデントが経験できる症例のボリュームが十分あることと，指導医の目が届く範囲で行うということで達成してきたのです．しかし大学は違います．大学は臨床の場であると同時に，研究の場でもある．これまで私のやってきた理想が通じない状況なのです．まず，大学院生の数に見合う症例数が足りないので，どうやって彼らのスキルを教育したらいいのか，難しい問題です．99年からやってきてみて，外科医の教育は自分が受けた延長上で行うことが理想だと今も考えていますが，とても困難になってきているのです．もうひとつ，世界中で外科医が足りなくなっている．アメリカは全国で心臓外科のレジデントのポジション（プログラム）が140程度あるの

ですが，70くらいのポストしか埋まりません．
仲田　えっ，そうなんですか？
上田　心臓外科が外科系の花形だったころは，選ばれた人だけが多く応募して来たのですが，今はそうではない状況です．外科医不足は世界中で起きているのです．アメリカもイギリスも，専門医のboardが，日本に比べれば高いレベルの資格を有しないと認められないですね．ただ，それを超えれば，苦しい修練の向こうには，自分のやりがいのある仕事や報酬が得られるという保証があったのですが，最近では，どうもそれも怪しくなってきました．アメリカではあまりに長すぎる外科のトレーニング期間がありました．外科の専門医になり，次に胸部外科の専門医，さらに心臓外科の専門医というように修練期間が長かったので，最近では短くし始めました．今日，最初に紹介した日本の外科専門医の制度もかなり似通ってきて，外科専門医のための修練を受けながら，心臓外科の修練をオーバーラップしてもいいようになってきたのです．

これからの外科は頭と技能の教育へ

仲田　アメリカでは心臓外科医の専門医になるのはどのくらい時間がかかるのですか？
上田　多分35〜40歳くらいになると思いますので，卒後10年以上かかります．それで，先ほど言ったように修練期間の短縮という観点から，卒後外科教育が注目されています．Teaching and testing surgical skill というようなタイトルの論文が，2006年ころから，各種の外科系雑誌に発表されています．テクニカルスキルをどうやって効率よく教えるかということです．アメリカはレジデントの勤務時間を週80時間に制限したのですが，EUではさらに厳しく週40時間です．ドイツは絶対に1日8時間以上働かせないそうです．この時間内でどうやって外科を教えるかが，いま大きな問題になっています．
仲田　先生はどうしようとしているのですか？
上田　ひとつはシミュレーションですね．とくに心臓外科は直接命にかかわ

るところですから，シミュレーターが有用です．surgical skill training center を作り，手術前のミーティングのしかた，各職種がそろって意見交換をするところから始め，術中交わされる言葉の確認も含めて，高度なシミュレーションが必要になります．チームプレイですから，当然でしょう．また，拍動している心臓や，深部の血管を縫う練習用のシミュレーターもあります．アメリカでは，小さな規模の training center のほかに，各州に大規模の skill center をつくり，さらに高いレベルに応じたスキルの修練の場を準備しています．いま私たちは，wet labo といってアメリカから食用の豚の心臓を取り寄せて，冠動脈や弁を縫う練習をしています．これらのシミュレーションで実践模擬をやり，そこで難しいところがあったら基本練習に戻って，練習をしていけばいい．それから臨床現場で経験を積むのが望ましいと思います．臨床現場で教育するには限界があります．症例の少ないところでもシミュレーターで練習できるし，あるいは基本実習の不足しているところを自分で見つけ出すことに繋がります．最近では，New England Journal of Medicine にも surgical education が取り上げられるようになっています．

仲田 いや面白かったです．

上田 私も面白かったのは，教育学ですね．医学部では教育学はありません．勉強してみると，技能教育は pscychomotor domain です．最初は，ぎこちなくまねる，操作する，性能が上がってきて正確にできる，最終段階では考えずに natural にできるという目標をつくってあげなさいというのです．これがこれまでの外科修練にはなかったのです．外科はどちらかというと，日本の伝統芸能の継承に非常に似ているのです．能であれ落語であれ，伝統芸は，できあがった完成形全体をみて勉強しろというのです．つまり，伝統芸ではパーツに分けることをしません．1個ずつ到達していく目標がありません．その場に身を置いて，生活をともにして修得していく．

　これでは多くの現代の若者に受け入れられませんね．頭で考える教育と，体を使う pscychomotor の教育とを分けて教育しなければならないと思います．今までの教育は知識，頭の教育ばかりでしたが，この双方がいま臨

床研修に求められているのです．いまの若い医師には，シミュレーションを使いながら，到達目標を示して，達成したら次のレベルができるのだという明確な達成感，あるいは目標を与えることが必要です．

仲田　本日はありがとうございました．

□ 編者要約

1. 手術のスキルは単純な運針からでも推し量れる．
2. 英国 National Heart Hospital では多数例の手術見学ができた．
3. 術者に大事なのは手術室の全部をコントロールする力．
4. 手術チーム全員が周知すべき手術の手順書を作れ．
5. 手術前タイム・アウトせよ．
6. タイム・アウト・ブリーフィングとは患者名と術名の確認，メンバー自己紹介，予期される手術の問題点等の宣言を行いチーム全員に周知させる．
7. 手術途中で術式変更する可能性のある時は選択肢を具体的に言え．
8. 研修病院は十分症例数のある所，外科教育システムのある所を選べ．
9. 外科医の数，技師，麻酔科医が揃っている病院を選べ．
10. 手術習得に「手術の流れ」だけを見るな．
11. 1針目をどこからどの向きに刺入し，左手の鑷子はどこを持っていたか見よ．
12. 徹底的に手術のスケッチをせよ（Hand-eye coordination につながる）．
13. 下手な人の手術を見て，なぜうまく進まないか考えるのも重要．
14. 手術見学はできるだけ術者と同じ肩口から見よ．
15. 肩を挙げるほど手関節は回らない．だから，手術台の高さは重要．
16. 刺繍道具を買って縫合を毎日 30 分～1 時間練習せよ．時には左手も．
17. ルーペを付けて飯を食え！（1 日 3 回の練習になる）
18. テイッシュペーパーやハムも縫え．
19. 自分の技量のどこを改善すればよくなるか常に考えよ．
20. 術前，最低 1 時間はかけて行程表を完全にイメージせよ．
21. 術前カンファランスでは術中困難点を共通認識とせよ．
22. 手術当日は早起き，食事はしっかり．術中トイレに行かないように．
23. 術中は絶対怒るな．
24. 手術記録は解析のため 1 ページ目に定型的フォーマットを．
25. 術中パニック時は一息つき手術室を見渡し，手はゆっくり動かせ．
26. 術中パニック時は命令は一系統，助手は声を出すな．
27. 術後，ベットサイドに足を運び，報告に対しては電話応対するな．
28. 診察での五感による，数字にならない情報が重要．
29. 学会で数日休んだら運針の基本訓練をせよ．
30. 休暇明けに重症例は入れるな．
31. シュミレーター，wet labo で十分練習せよ．

道具の原理，機能に通暁する．
繰り返し訓練し，
Hand-eye coordination
を身に付ける．

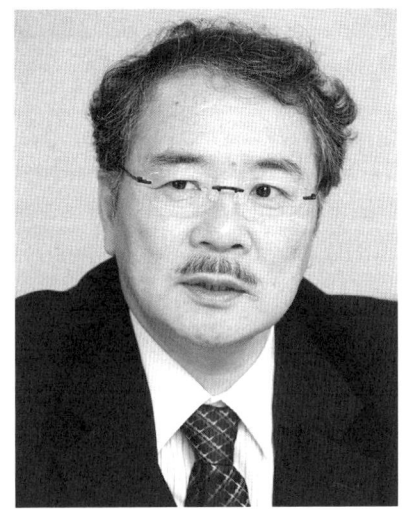

[消化器外科・腹腔鏡外科]
田中淳一
（たなかじゅんいち）

昭和大学横浜市北部病院消化器センター教授．1952年8月1日秋田市生まれ．1978年東北大学卒業．卒業と同時に消化器癌の専門，高橋俊雄教授率いる秋田大学第一外科に入局．その後肝胆膵外科専門の小山研二教授に師事．1988年から1991年まで人工臓器研究のメッカクリーブランドクリニックに留学．帰国後秋田大学第一外科復職の後，同大講師，秋田市立総合病院を経て2001年より昭和大学横浜市北部病院消化器センター．専門は大腸の腹腔鏡下手術と肝・胆・膵疾患の外科治療．学会の代議員，評議員，技術認定医，高度技能指導医として後進の指導に当たる．

東北大学ボート部医学科出身

仲田　まずご略歴からうかがいます．ご出身は秋田ですね．

田中　秋田市の生まれです．あのころ日本は高度成長時代でした．僕は秋田高校でしたが，ちょうどその時に高校に理数科というのができた第1期生でした．工学部か理学部に進みたいと思っていました．高校2年の時，叔父が小学校の校長をしていましたが，病気をして，ある病院で手術を受けました．今考えれば術後の合併症だったのですけれど，2回手術しましたが結局は亡くなりました．そのあと父親が胃の部分切除をしたり，別の叔父も胃の全摘手術をしたりと，身の周りに医療に関係することが連続して起きました．そんなことで関心をもつことになり，医学部を目指しました．

仲田　秋田の人はだいたい身の回りに脳卒中で亡くなった人がおられるそうですが．

田中　うちは脳卒中ではなく癌が多いですね．たしかに昔は脳卒中が多かった．脳卒中でも多分脳内出血です．今はどちらかといえば脳梗塞が多いのではないでしょうか．血圧が高く食塩の過剰摂取，寒冷という環境などが影響していたと思います．

仲田　1978年に東北大学を出られた．わたしも78年卒業です．どうして外科のほうを目指されたのですか．

田中　大学に入ってすぐに，医学部のオリエンテーションがありました．新入生は20歳未満がほとんどでしたので，牛乳を飲みながらのミルクコンパでした．そこではボート部に誘われました．医学部のボート部は伝統のあるところで，医学部学生も加わった東北大学のボート部はオリンピックのローマ大会に出場しています．そのボート部の部長さんが私の入学時の医学部長で，後に総長になられた石田名香雄先生でした．石田先生の細菌学教室に連れて行かれて，それから何かわからないけれどお酒に変っていまして，その1週間後には合宿に行っているという感じでした．医学部に入ったのだけれど結局はボート部に入った感じです．

仲田　ボート部はどちらで練習をされるのですか．

田中　塩釜にボートを浮かべていました．
仲田　海でやるわけですか．
田中　塩釜湾が主で，ときどき松島とかに遠征してやっていました．松島へは普通は陸から行くのですが，自分達でボートを漕いで，おにぎりや缶詰を持って行き，途中の無人島に上陸してたいらげました．そんなことをしながら結局6年間ボート部にいました．だから僕の経歴は東北大学ボート部で医学科を出たということになります．

ワールドカップ軽量級の日本代表に

田中　ボート部には医学部や歯学部のボート部と全学のボート部がありまして，僕らの頃は医学部のほうは10人くらい入りましたが，全学のほうは低迷していました．ローマ大会の頃は黄金時代と言われましたが，だんだん部員も減ってドン底でした．それで僕らの医学部の仲間も全学に移って，東北大学ボート部として頑張ろうという話になりました．医学部はどちらかというと同好会的なボート部ですが，全学というのは体育会系で厳しいんです．そんな中で僕も4年まで医学部ボート部でやっていて，5年，6年は全学に入っていました．5年目のときのクルーはモントリオールのオリンピックを目指しました．ローマの前のメルボルンには慶応大学が行っているんですね．慶大が行って，東北大が行って，東京オリンピックの時には単独チームではなくナショナルチーム，選抜チームを作っています．仙台からわざわざ行って合宿はできませんから，東北大はそれに反発して単独チームで調整したわけです．その後やっとチャンスが巡ってきたのがモントリオールでした．しかし，国内大会では1勝2敗で負けて行けませんでした．1976年のことです．

　1977年，僕は半分残ったクルーと新人の教育クルーに乗ったんですが，4月，5月，6月とどんどん艇速が伸びて，6月の国際選手権，ワールドカップの国内予選で本命の東大に勝ってしまいました．軽量級の日本代表になって，医学部最終学年の時に1カ月ヨーロッパ遠征をしました．そのためポリクリやベッドサイドの実習は小児科と産婦人科を廻っていません．

仲田　ヨーロッパのどこに行かれましたか．
田中　2週間ミュンヘンです．試合があったのがアムステルダムです．
仲田　ワールドカップに出たなんて一生威張れますね．
田中　ここ4，5年の間に国際学会で結構ミュンヘンとかオランダに行く機会がありましたので，ミュンヘンの合宿所やアムスのコースを訪ねてきましたが，当時のまま残っていました．
仲田　いまでもなさっておられるのですか．
田中　いや今は寄付だけです．

診断学より治療学

田中　先の話に戻りますが，外科に進んだのはボート部の中に外科の先輩が多かったということですね．どちらかといえば，大学であまり講義に出ないでいたほうですから，卒業してからでも頑張れば追いつけるだろうということで外科系を選びました．国家試験さえ通ればどこを選んでもいいわけですから．それと手足というか体を動かすのが好きでした．診断学よりは治療学という思いもありました．脳神経外科とか心臓血管外科とかも考えましたが，先輩の話を聞くとそんな特殊なところよりはまず基礎的な一般外科，一般消化器外科をやってみたらどうかということでした．東北大学の卒業生はその頃は，今の初期研修医と似ていて，2，3年は外に出るということになっていて，直接入局はありませんでした．必ず外の東北地方の関連施設で研修し，2，3年たったら戻って来る．これは内科系，外科系共通でした．三者協議会といって，大学と関連施設の病院と学生の3者が集まって，話し合う連絡会議みたいなものがありました．
仲田　名古屋大学にもあるようですね．
田中　外を廻るのも仙台に帰って来るというのが前提ですが，東北大学は中に入ると結構体質が古く，帰ってきてもなかなか思い通りに，やりたいこともできないという話も聞いていました．出身が秋田で，しかも秋田大学医学部はできたばかり，まだそのとき秋田大の卒業生は3期生でした．秋田の外

科の教授は高橋俊雄先生でしたが，その先生もボート部の多い東北大学第1外科の出身なので，そこに見学に行きました．そうしたら，どうせ将来秋田でやるのなら，仙台に入ってあちこち廻って最後に秋田に来るより，最初から来たほうが良いということで，卒業してすぐ秋田大学の第1外科に入局しました．そこで消化器外科を始めました．

小山研二教授の下で肝臓をやるためクリーブランドに留学

仲田 そのあと内視鏡の外科に進まれたのはどういうきっかけだったのですか．

田中 高橋教授のあと 1985 年から小山研二教授に代わりました．高橋先生は癌がご専門で，胃癌・大腸癌などの化学療法の研究をされていて，その後は京都府立医大に行かれて癌学会・外科学会の会長をされましたが，小山教授は肝・胆・膵のご専門でした．私は高橋先生と一緒に京都について行ってもよいと思っていましたが，高橋先生から今度来る小山教授のもとに残って肝・胆・膵をやったほうがいいのではと言われました．その頃，外科の手術も胃癌・大腸癌の手術よりも肝臓の手術のほうが移植とかで注目されてきていました．秋田大学でも肝移植をやろうという話もあったので，そちらのほうをやろうと考えていました．

それと関連して，88 年から 91 年まで，米国オハイオ州クリーブランドクリニックに留学しました．クリーブランドクリニックは私的病院で，アメリカでは 5 本の指に入るくらい大きな病院です．そこにはもともと一般外科ではロバート・ハーマンという先生が活躍しておられましたが，僕は人工臓器のほう，北海道大学出身で東大の大学院を出られた能勢之彦先生の所へ行って人工臓器の研究をしました．人工臓器部門には大きくハートチームとメタボリックチームとがありましたが，僕はメタボリックチーム，腎臓とか肝臓とかそういう代謝のほうの人工臓器の研究チームにリサーチフェローとして行きました．

仲田 肝臓に人工臓器があるのですか．

田中　肝臓の人工臓器があるわけではないのですが，透析ではなくて，移植のことを考えていたので，ブリッジとしてたとえば体外循環としてブタの肝臓を使ってまわすとか，胆道閉塞症のこどもに一時的に親の肝臓を借りるとか，僕のプロジェクトは親子でやることを考えていました．大きな犬と子犬の血管とを繋いで，肝不全の子供を，親の肝臓を介してまわすとか，あるいは人工血液で移植肝を長期間保存する，黄疸のイヌのモデルで血液浄化前後の免疫反応の検討，ラットの実験的肝臓移植，そんな仕事をしていました．

アメリカ外科学会で腹腔鏡下胆嚢摘出術に出会う

田中　そうこうするうちに，アメリカ外科学会(ACS)が，88年にはシカゴで，89年にはアトランタであったのです．そのときに初めて腹腔鏡による胆嚢摘出術をフランス人とアメリカ人が発表しました．マスコミに取り上げられて，日本でも90年に腹腔鏡下胆嚢摘出術が始まりました．そこで僕は初めて腹腔鏡下手術に出会ったわけです．日本で始まったのは教科書的には帝京大学の山川達郎先生ですが，実はそれより先に秋田県本荘第一病院で小松寛治先生が始めています．そのことは雑誌『臨床外科』に「内視鏡外科」というタイトルで僕が書いています．

それで91年に日本に帰ってきたら，一般外科の中堅どころの先生から「今年学会発表があったけれど，一緒にブタで腹腔鏡胆嚢摘出術の実験をしてみないか」と誘われました．小山教授に，「こういうことがあったけれどやってみていいですか」と聞いたら，「駄目！そんなの大学でやるものではない」と一喝されました．秋田では本荘第一病院で90年から始めていましたので，そこへ行って1回見学して，2回目は鈴木克彦先生に助手に立ってもらって，僕が執刀，3回目から自分で一人立ちをやって，後はずっとやっていました．それを始めたのが93年からですから，もう15年たちます．その後副腎をやったり，胃や大腸をやったりしているうちにこちらの昭和大学横浜市北部病院ができました．そのころ東北地方では僕が症例数的には一番やっていましたので，2001年にこちらに来るときに，工藤進英教授から「外科の手術は

全部内視鏡でやるから」と，「お前が一番できるから」と言って招いていただきました．

工藤進英教授との連係プレイで実績をつむ

仲田　工藤先生とのご関係はどういうことでしょうか．

田中　昭和大学に呼ばれるまで，外科臨床の面ではほとんど関係はありませんでした．どちらかといえば工藤先生は秋田高校の先輩という感じです．工藤先生は新潟大学から秋田赤十字病院に来られていました．秋田日赤は秋田市にありますけれど，新潟大学の関連施設です．工藤先生はもともと大腸外科医ですけれども，大腸内視鏡が好きで，早くから早期の大腸癌を見つけておられたんです．手術はやるのですがあまり好きではなかったようです．手術をするのですが，腸を取るとあとは若い先生に任せてしまう．それで腸を持ってどうするかというと，術後内視鏡検査といって片方を閉じて片方から内視鏡を入れて見逃した病変がないか調べる，そのくらい徹底して内視鏡をやられていました．そんな逸話があるほどです．だからそれまで工藤先生との接点は何もなかったのですが，「大腸の内視鏡手術をやるから一緒にやらないか．先端医療で自分が内科で内視鏡をやるから，外科手術は全て任せる」ということでした．大腸に限らず，胃も肝臓も胆嚢も膵臓も全部やりましょうということで来たわけです．

仲田　じゃあ最初からセンターは内視鏡手術をメインにやるということだったわけですね．

田中　最初からそうです．最初の 1 年目は大腸の手術の 70 数％が内視鏡手術です．いまでも 60 数％です（表 1 参照）．

胆嚢炎は腹腔鏡が first choice

仲田　この間，New England Journal of Medicine に急性胆嚢炎の総説（Acute Calculous Cholecystitis, Strasberg SM, NEJM 358：2804, June 26, 2008 Clinical practice）があって，アメリカだと急性胆嚢炎だと診断したら，即，

表1 昭和大学横浜市北部病院における下部消化管手術症例数と鏡視下手術の割合
( ):鏡視下手術

	2001	2002	2003	2004	2005	2006	2007	2008
結腸癌	59(38)	82(52)	73(43)	93(56)	97(62)	114(64)	150(97)	168(106)
直腸癌	40(23)	55(27)	48(22)	60(25)	70(34)	57(24)	115(71)	117(70)
前方切除	35(23)	44(25)	40(20)	52(25)	60(33)	51(23)	104(64)	103(80)
APR	5(0)	11(2)	8(2)	8(0)	10(1)	6(1)	6(4)	11(3)
その他	6	5	0	1	7	5	10	2
計	105(61)	142(79)	121(65)	154(81)	173(96)	176(88)	265(168)	285(176)

外科に送ってラパロスコピーで胆摘をやるのが first choice だということでした.アメリカのドクターはほとんど内視鏡でやるので,オープンの手術に慣れていないというのです.difficult gall bladder はセンターに集めて開腹でやるということでした.

田中 日本でも 2006 年に急性胆道炎のガイドラインができまして,急性胆囊炎の first choice は腹腔鏡手術となっています.ただし,腹腔鏡下手術のできる施設では,ということですが.実際胆囊炎は急性期のほうが出血はしやすいのですが手術は容易です.かえって,炎症は慢性期というか3週後,4週後のほうがやりにくくて,いろいろな副損傷を起こしやすいですね.うちでは胆囊炎は99%が腹腔鏡下手術です.

仲田 慢性胆囊炎,difficult gall bladder もですか.

田中 そうです.胆囊で技術認定医資格をもっているスタッフがうちの医局から4人輩出しましたが,現在は2人残っています.さらに胃と食道で各1名,残り4名が大腸の技術認定医審査に合格しています.

大腸の腹腔鏡手術の展開

仲田　大腸の腹腔鏡手術はどういうふうに始まったのですか．

田中　最初の手術は91年頃だったと思います．日本では北里大学渡辺昌彦先生が早期の大腸癌に初めてやりました．僕が始めたのは93年からです．日本の場合は，早期大腸癌から，S状結腸，右の結腸と順番に，早期のものから，やりやすい部位からstep by stepに進んでいきました．ところがアメリカの場合は，郭清など関係なくいきなり進行癌から始まったのです．そのためトロッカーを留置した部位に癌が着床して転移し，port site recurrenceと言いますが，特殊な腹腔鏡手術ならではの合併症ができたものですから，アメリカでは一時下火になりました．胆嚢摘出術は腹腔鏡下手術がもはやゴールドスタンダードですが，大腸に関してはそういった合併症があったものですから，一時廃れました．

　その後90年代の後半からは，ヨーロッパ中心にrandomized control trial（RCT）の臨床試験が始まりまして，開腹の手術と腹腔鏡の手術が同等か，あるいは腹腔鏡手術は開腹手術よりも劣らないという，非劣性試験をやったのですね．今でも続いているものもあります．われわれも今JCOG（Japan Clinical Oncology Group）でJCOG0404スタディというのをやっていますけれども，多分開腹よりも良い結果が出るのではないかと思います．その理由は，ひとつは非常に丁寧な手術をするからです．出血量も非常に少ないですし，一般的には時間が長くかかると言われていますが，慣れればほとんど開腹と同じになります．手技が非常にきれいに出来るようになったので，術後の成績が癌の手術としても非常に良いだろうと推測されます．

仲田　その場合も血管を最初に結紮してやるのですか．

田中　そうです．最初に血管を結紮する内側アプローチでやっています．完全に血流遮断してから，腸間膜を剥離して，それから腸管を授動してなるべく癌に触れないようにしますから，非常に合理的な癌の手術ができるわけです．

仲田　内視鏡専用の縫合器になっているわけですか．

田中　縫合器，吻合器などいろいろな内視鏡専用の器具があります．それも2年ごとの診療報酬の改訂で，加算の点数が認められてきていますので，非常に種類が増えています．特にこれからの消化器の手術というのは腹腔鏡手術をやらないと始まらないというようになってきたので，器具の面でも大きな進歩があります．

大腸の腹腔鏡での難しさ

仲田　先生からいただいた資料によりますと，横行結腸から下行結腸はあまり腹腔鏡下手術の対象にならないと書かれていますが，なぜですか．

田中　難しいのです．

仲田　横行結腸などは楽そうに思えるのですが．

田中　横行結腸は根元の部分が難しいのです．中結腸動脈根部のD3リンパ節郭清をやるときに非常に難しいと言われています．それは上腸間膜動脈や上腸間膜静脈，門脈それから膵臓とかいろいろな臓器が隣接しているので，それらを損傷してはいけない．S状結腸とか右の上行結腸などに比べるとD3のリンパ節郭清が難しいんです．それから脾弯曲部です．脾臓の周囲にはいろいろな間膜があります．これらを脾臓からはずさなくてはいけないけれど，脾臓だけではなく，膵臓を剝がして，腎臓を剝がして，横隔膜から剝がして，いろいろな臓器から結腸を剝がさなくてはいけないので，この脾弯曲部の剝離授動手技は局所解剖の理解と高度の技術力が必要であるため難しいです．

　右の肝弯曲部は比較的低い所に位置して見やすいので，こちらの剝離授動は比較的楽です．骨盤の中の下部の直腸は難しい所のひとつです．したがってたくさん手術をやっている施設でも，横行結腸の左側とか，下行結腸の脾弯曲部，あるいは下部直腸は適応にしてないところが多いですね．そういう部位も僕が2001年にここ横浜に来てからは，はじめから全部適応にしてやってきました．

研修病院の選び方

仲田　それではいよいよ本題に入らせていただきます．まず研修病院の選び方ですが，大学を卒業して外科医になったとして，研修先としてどこの病院がいいのかということがなかなかわからない．先生でしたらどういうふうにお選びになられますか．

田中　昔だったら，多くの人たちは出身大学の自分が選んだ診療科の医局に入って，それで医局の中での調整というか，教授から言われたりして行くのが多かった．今は，まったく自由になったという前提で考えますと，選択肢は学生時代に入る情報の中にあると思います．その情報というのは，インターネット，医師会雑誌，あるいは学生間のネットワークではないでしょうか．あとは先輩からの情報とか，すぐ上の上級生からの情報，あるいはクラブの先輩の情報を集めるということになるのでしょうか．あとは地元に帰るか，逆に地方の大学に来ているけれども，生まれ故郷は都会だとかで，将来どこで働くかで選ぶかもしれませんね．しかし地元に戻るにしても，とりあえず2年間は違った所を選ぼうという人も多いのではないでしょうか．将来は働けないだろうから東京・横浜のトップレベルの研修施設でやってみたいというチャレンジ精神で選ぶ人も多いのではないでしょうか．

仲田　ホームページをみれば，症例数やどんな手術をしているかはわかると思うのですが，実際のことはわからない．

自分の目で確かめる

田中　当センターには学部の3年，4年（M5, M6）の学生が夏休みなど見学に来ていますね．そうやってもし意中の研修施設が絞られてきたら，自分の目で確かめる，見学に行くべきだと思います．見学に行って話を聞く．とくに偉い人ではなく，中堅以下の若い人たちの話，2, 3年先輩の人に去年どうだったかとか，そういう話を聞くのがいいと思います．

　やはり自分の目で確かめる．そうしないと納得しないですね．自分が納得できれば我慢じゃないけれどやっていけるのではないでしょうか．実は初期

昭和大学横浜市北部病院消化器センター
外科系後期研修（概要）

1．目的（一般目標：GIO）
卒後3～5年次の研修によって消化器外科医としての基礎的知識・技術の習得を目的とする．日本外科学会専門医取得を可能とするような研修を行う．さらに日本消化器外科学会専門医取得に必要な研修を行う．
学位取得を希望する者は社会人大学院枠でのコースを選択する．

2．概要（到達目標：SBO）
1. 上部消化管（食道，胃），下部消化管（大腸），肝胆膵系，および内視鏡研修を診療グループ毎に数カ月間単位でローテートする．
2. 術前管理，術後管理の基本と臓器別，術式別の特異的患者管理法を学ぶ
3. 各グループにおける研修，手術以外に以下の研修を行う．
   ①緊急手術（急性虫垂炎含む），ヘルニア手術の術者，助手を指導医のもとで行う．
   ②外来診療の研修．指導医（田中淳一教授，ほか）の外科診療について診察，診断，治療計画を学ぶ．
   ③上部・下部消化管内視鏡検査の手技の修得（勤務スケジュールに組み込む）
4. 学会発表は担当指導教官の指導下に抄録の書き方，発表方法を学ぶ．
5. 論文執筆は症例報告から順に指導医のもとで書き上げる．
6. 希望に応じて他科研修（麻酔科，放射線科など）も検討する．

下部消化管グループ研修カリキュラム
卒後3年目
- 主として第二助手
- 6カ月程度を経験した時点（糸結びや縫合手技をある程度修得した時点）では，鏡視下手術のスコピストや結腸癌～RS直腸癌の開腹手術の第一助手（この場合は，手術記録を記載し，術者に指導を受ける）を目標とする．人工肛門造設術や人工肛門閉鎖術は，術者を目標とする．

卒後4年目
- 結腸癌～RS直腸癌の開腹手術の術者を目標とする．
- 鏡視下手術・開腹手術の第一助手を目標とする（手術記録も担当）．

卒後5年目
- 下部直腸癌の低位前方切除術，腹会陰式直腸切断術の術者を目標とする．
- 盲腸癌やS状結腸癌に対する鏡視下手術の術者を目標とする．

卒後6年目
・側方郭清，超低位前方切除術・経肛門吻合などを経験する．
・横行結腸，下行結腸，中下部直腸癌以外の大腸癌の鏡視下手術の術者を目標とする．

肝胆膵外科研修カリキュラム

卒後3年目
A．腹腔鏡下手術
1. 胆嚢摘出術：主としてスコピスト．手術の流れ，必要な器具等をある程度理解できた後に第一助手．十分な助手経験（意図した部位に速やかに手術器具を移動できる程度）の後，指導医の元で片手を用いて術者ができることを目標とする．
2. その他のアドバンスサージェリー：原則的にスコピスト

B．：開腹手術
1. 胆嚢摘出術：主として第二助手．外科基本手技（結さつ・縫合）をある程度修得した後に第一助手を行い，簡単な症例（予防的切除等）では，指導医の元術者を目標にする．
2. 肝生検：指導医のもとで術者を行う．
　その他の手術は原則として第二または第三助手．

卒後4年目
A．腹腔鏡下手術
1. 胆嚢摘出術：主として第一助手．症例によって指導医の元，両手での術者を目標にする．
2. その他のアドバンスサージェリー：主としてスコピスト

B．：開腹手術
1. 胆嚢摘出術：主として第一助手．困難例でない症例の術者を目標にする．
2. 正常肝の肝部分切除，総胆管切開結石摘出術，胆管空腸吻合（バイパスでの）では第一助手を目標にする．
3. その他肝胆膵の悪性疾患の手術：主として第二助手．

卒後5年目
A．腹腔鏡下手術
1. 胆嚢摘出術：困難例を除き，術者を目標にする．
2. その他のアドバンスサージェリー：主として第二助手，症例によって第一助手を目標にする．

B．：開腹手術
1. 胆嚢摘出術：術者を目標にする．
2. 正常肝の肝部分切除，肝外側区域切除，胆管空腸吻合（バイパスでの），総胆管嚢腫では第一助手を目標にする．表在の肝部分切除，総胆管切開結石摘出術では術者を目標にする．
3. その他肝胆膵の悪性疾患の手術：主として第二助手．

研修2年間で止めている人もいます．メンタリティが合わない人もいます．そういうことがないように，自分の目で確かめる．とくに外科だったら，スタッフが1人2人とか，手術が1週間に2回しかないところに行ってもしょうがないです．やはり，指導者とカリキュラムがしっかりしていて，手術件数が十分あること，幅広くいろいろなことをやっていて偏ってないこと，胃だけやっているのではなく，大腸，肝臓，胆嚢，膵臓もやっている，たまには虫垂炎もやるだろうし，急性腹症もやる，というふうなところが研修に合っていると思います．逆に言うと，特殊な専門施設に行ったら，臓器だけを診る，術後も患者をあまりみない，手術だけというのでは研修になりにくい面もあります．やはり総合的に診断から治療，術後の管理から，あるいは外来もみる，場合によっては消化器癌だったら化学療法もみるとか，幅広くいろいろなことが学べる病院がいいと思います．研修施設ですからね（表2）．

指導医の条件

仲田 指導医の条件ということではどうでしょう

田中 指導医の条件は一言で言えば，熱意のある指導医ということに尽きます．熱心に教える．それから研修医を大切にする．一番ひどいのは誘うだけさそって後の面倒を見ない．黙って俺たちを見ていろというのは最悪です．最初はゼロからのスタートなのだから手取り足取り教えてあげなくてはいけない．もちろん個人の能力には差がありますし，向き不向きもあるので，もし本当に向いていないのなら別の道を suggestion するのもよいかもしれませんが，そうでなければ，できるだけ外科的な発想とか，外科的なやりかたとか，大変だけど楽しいんだとか，やりがいがあるとか，患者さんにこれだけ喜ばれた，そういったものを教えてあげる．一緒に体験，経験させることが大切だと思います．そういう意味でやはり熱心さでしょうね．まあ，長く一緒に時間を過ごすということですね．ただ研修医は意外と時間になると帰ってしまいます．昔，僕らは付きっ切りでべったりで，ほとんど寝るのも起きるのも，飯を食うのも一緒で，生活を一緒にするような形でやっていた

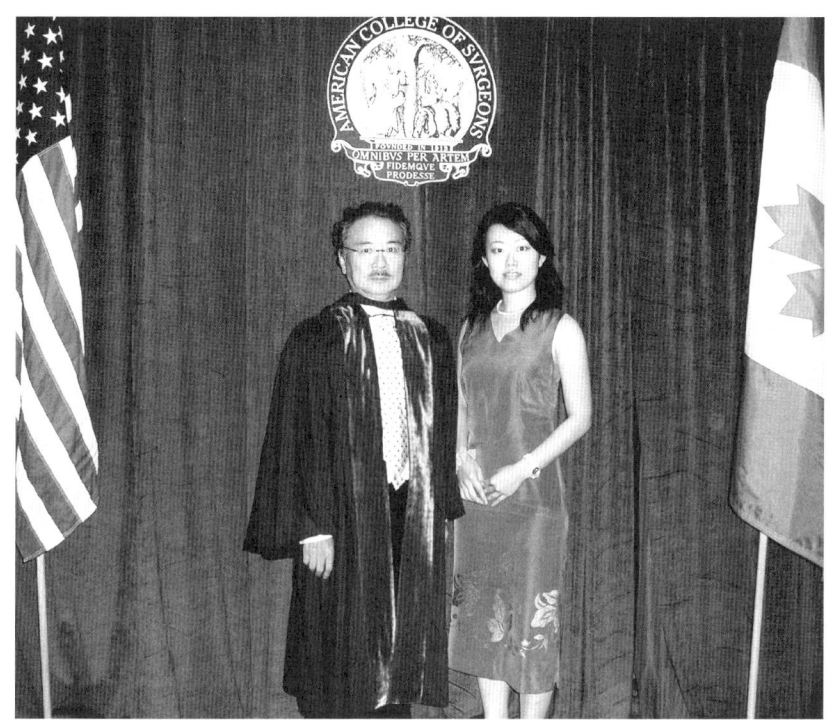

図1 アメリカ外科学会（ACS）の fellow 就任式の後，後期研修医とともに記念撮影（和田陽子氏，当時研修医）

けれど，いまはプライバシー，プライベートな時間を大事にしますよね．そのへんはバランスだけれども，できれば向こうから来るものは受け入れてやる，そういう指導がいいと思います．「俺ちょっと忙しいからこの次ぎ」なんて言っていると，すぐ1年経ってしまいます．そうじゃなくて，なるべく声をかける，ちょっと廊下で会っても，なんかあっても声をかけることが大事だと思います．あとは学会に連れて行くとか，興味あることをやらせてあげる．腹腔鏡下手術が好きだったら，ドライ・ラボのものをさわらせるとか，あるいは講演に行く時は連れていくとか，私は海外の講演やライブ手術にも連れて行ったりします（図1）．いろいろな刺激にさらして，外科の楽しさというものを覚えてもらう．ただ大変だ，きつい，厳しいではなくて，そうい

う良い面，楽しい面を教えてあげなくていけないのではないかと思います．

他のドクターの手術に入ったらどんどん質問しよう

仲田 それから他のドクターの手術に入ったときの心がけですけれど，助手として入る場合，オペの実技を吸収するためには，どんな心がけでいたらいいのでしょうか．

田中 会話というかコミュケーションが大事です．助手として手術に入ったら，黙って見ているだけでなく，お互いに話しながら聞き出しながらやるということが大事ですね．

仲田 黙って見るなということですね．

田中 流れに逆らうようなことを言うと良くないけれど，術者の邪魔になるようなことでなければ，どんどん聞くほうが良い．そうすれば次のときに「お前やってみるか」ということにもなる．遠慮しないということが大切．僕はしゃべって手術をしますが，黙って手術をする人もいますよね．黙ってやる手術は本当に大変だと思います．集中しなければいけないとき以外は，雑談ばかりだと困りますがいろいろなことを話しながら疑問も緊張も解いていく．昔は手術終わったあと，雑談しながら人の失敗談だとか，「去年こんな馬鹿な奴がいた」とか，そうやって覚えていくこともあるのです．失敗談を言わせるのもいいのではないでしょうか．こちらからも失敗の経験を教える．そういう雰囲気を作ることです．

仲田 失敗談を言わせるのですね．なるほど．内視鏡下手術時，患者さん全身麻酔ですか．腰椎麻酔は使わないのですか．

田中 全部全身麻酔です．虫垂切除術も全身麻酔です．患者さんに聞かれるという心配をしなくても良い．また録画中ほとんど音声を録音しませんから．無影灯についているカメラ以外では音は採れません．内視鏡の画面は動画でも声は入りません．大丈夫です．

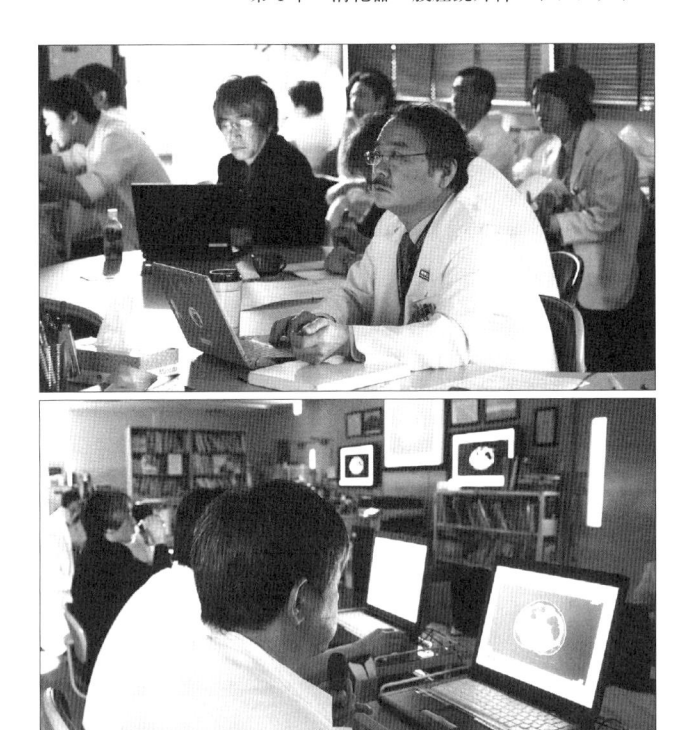

第4章 消化器・腹腔鏡外科のトップナイフ　163

図2 毎週2回の早朝カンファレンスには消化器外科,消化器内科,病理,放射線科など総勢30名から40名が参加し,画像データを駆使して,ディスカッションを行っている.

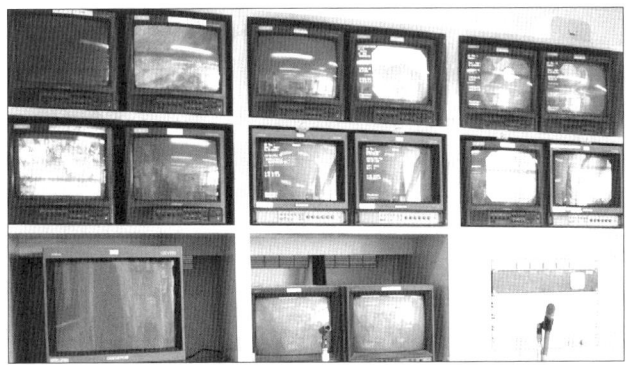

図3 モニタリングルームには消化器センターで使用する3つの手術室の状態が同時に把握できるようにモニターが置かれ,教授が直接指導するとともに,医局員も見学することができるよう配置されている.

モニターで全手術をチェックする

仲田 先生のセンターでは，モニター画面をどこでも見られるのですか．他人の手術も全部見れる．

田中 医局のカンファレンスルームは 60 平米くらいありますが，そこはモニタリングルームといって，手術や内視鏡検査を全部見ることができます(図 2，3)．また僕らは全部電子カルテですから，シャーカステンもないので，CT も MRI も全部プロジェクターに投影して見ます．そこの画面にはオペ室とか，内視鏡，上部も下部の手術もそこに集約して見れるようになっています．

　画像は双方向ではありませんが，音声はマイクを使えば話せます．本当は自分の教授室にモニターがほしかったのですが，予算の関係でできませんでした．自分の部屋にあれば手術 3 つ，こちらで胃切除をやっている，こちらでは胆嚢摘出をやっている，こちらでは大腸癌手術をやっていると，腹腔鏡手術全部を術者と同じ画面で見られるわけです．そのようにして指導しようと思いましたが，それはできませんでした．それに近いものは導入されています．だから昔だったら手術室で着替えして，手洗いして，指示しなくてはならなかったけれども，同じ画面で，同じ情報を共有できるから，そこで指導や教育ができるわけです．ちょっとてこずっているなとか，これは危険だから変えろとか，そういうところはチャンとモニターしています．

手術前日の準備

仲田 手術の前の日の準備，前の晩とかは，先生個人的にどのようにされておられますか．

田中 一番気をつけているのは寝不足です．多少酒を飲んでも早く寝ればよい．寝不足は身体的な疲労だけでなく判断力に影響します．

　もし，自分にとって初めての手術とか経験が浅い場合は，手術書を読むとか，ビデオを見るとか，simulation をやってみることが大事ですね．

仲田 どういうふうに simulation されますか．

田中　まあ，ひとつはイメージトレーニングですね．それからビデオを見ることです．別に道具を使ってやるようなことはありません．

仲田　オペ手技のビデオは見られるのですか．

田中　僕らのところでは手術は100％ビデオを撮っています．自分たちも見ますし，最近ではビデオの貸し出しも結構あります．教科書的なものが学会でもありますし，商業的なものもあります．僕のところにもよく話が来ますが，DVDで教科書を作りませんかということがよくあります．要するに本で読もうとしてもなかなか難しいから，やっている手術を流す，そういうテキストブックみたいものが求められています．最近では雑誌巻末にCDが入っているのが見られるようになりましたね．教科書に書いてあることを，ビデオで流せば全部見られる．手術は紙面で見るよりも動画を流していたほうがわかりやすい．私自身もそういう教科書があれば見たいですね．

内視鏡外科の解剖書

仲田　とくに内視鏡外科でもって，とくに解剖書とか，手術用の解剖書というのはあるのですか．

田中　結構あります．書店に行けば手に入ります．内視鏡外科特有，必須の解剖があります．これまでは腹側から背側を見ているわけです．内視鏡の場合は下（尾側）から覗いたり，横から見たりとか．角度を変えて見なければいけない．これまでの解剖はすべて上からずうっと順番にいく感じですが，内視鏡では横から入ったり，斜めから入ったりします．それから3次元的な再構築ができていないと．裏に何があるかわからないので内視鏡操作ではしっかりスペースを開けてから処理することなどが必要になります．そういった場合，特別な解剖的知識が必要になります．教科書もありますし，ビデオがあればもっとよくわかると思います．腹腔鏡下手術で必要な解剖学はこれまでの手術と多少違います．

　以前，開腹手術では左手が大切だったんですが，腹腔鏡でも左手の鉗子が大事なんです．いかにcountertractionをかけるか，どうやって良い視野を

得るか，あるいはどこをランドマークにして手術を進めていくかとか，ポイントポイントをいくつか設定してやる．そうすることによって，ひとつの手術が標準化，あるいは定型化パターン化することができる．たとえば，早期胃癌や大腸癌はパターンで手術ができるわけです．進行癌になれば少し変えなければいけないけれど，早期癌のような定型的な手術はそこをきちっと教える．あとは応用です．手技の定型化，標準化は大事です．学会でも教えていますが，きちんと教えることが必要です．腹腔鏡の手術はこれまでの開腹手術とはちょっと違うので，それに対応した解剖学的知識が必要ですね．

仲田　あとテクニカルな話ですが，関節鏡ですと，モニターを見て手術をやるときに，鉗子の位置がどこにあるかわからないときには，こういうふうに手繰って，視野に出してくるのですが，それに似たようなことはあるのですか．

田中　多分関節鏡の場合は，ほとんど単純な空間ですよね．術野が狭いから，ランドマーク，メルクマールになるようなものがないと思うのです．胃の中で，あるいは膀胱の中で見ているようなもので，天地がよく分からない．しかし，お腹の中はいろいろな臓器や血管があって，視野も広いので，別にそのような心配は必要ありません．三次元の世界と二次元の世界ですが，そんなに迷うことはないですね．お腹の中で自由に位置合わせ，オリエンテーションができます．

手術当日の準備

仲田　先生のセンターには術者が大勢いると思いますが，できるだけ定型化するようにされているのですか．それから手術の当日の準備ですが，どのようなことに気をつけられておられますか．

田中　時間に余裕があれば手術前の患者さんにお会いできればいいと思います．そうすると，患者さんも家族も非常に安心しますね．前日にも，手術の説明で会っているわけですが，手術当日も会うことによって非常に安心される場合がある．一目会っておくといいですね．朝一番というと難しいところ

がありますが，お昼以降の手術でも，回診のとき一声かけると全然違います．
　あとは心の準備というか，手術の日には，あまり雑用の電話の取次ぎは受けたくない．動揺するような情報はほしくない．よく心得ている秘書は，その辺をわきまえています．手術中でも電話がかかってくることもありますが，控えてもらっています．

術中の注意点

仲田　手術中の注意点で，とくに心掛けるようなことはなにかありますか．
田中　余裕を持ってやることではないでしょうか．あまり集中しすぎて，狭いところでこれをやらなければとなっていると，変な所に紛れ込んでしまう．そうではなくて，もし可能なら周りを確認しながら，「これで良かったよね」とか，解剖的な確認でも「これ尿管だよね」とか声を掛けながらやる．そういうことが大事です．術者に声をかける．早めに教えてあげる．一緒にやっていないとつい傍観者になってしまうことがままありますが，ちゃんとうまくいくように誘導してあげなければいけない．悪くなりそうになってから，ほらやっぱり駄目だというのではなく，その前に教えてあげなくてはいけません．傍観していて「ほら駄目だろう」と言う先輩がたまにいます．意地悪でなく教育的・指導的にやることです．それからあまり硬くならない，最初の手術でも緊張し過ぎないように，リラックスしてやらないと良い仕事はできない．

パニック時の対策

仲田　パニックに陥った時はどうされますか．どういうふうに冷静さを取り戻しますか．
田中　ほとんどパニックに陥ったことはありませんが，まず一呼吸おくことですね．手を休める．出血が多ければガーゼで押さえ込むとか，2, 3分休む．余裕をもつことです．パニックに陥りやすい人が中にはいます．そういう時は休めさせてあげる．パニックに陥ったら患者さんには絶対良くない．

仲田 脳外科の安井先生も同じことをおっしゃっていました．まず一呼吸おけと．

田中 冷静にならないと駄目ですね．いままで自分が経験したことがないような状況に直面すると，膝がガクガクすることがあります．パニックになるというのは，未経験の非常事態が起きたときだから，いろんな修羅場を越えていけば，あるいは他人の経験を見ていれば，あまり動じないで済みます．たとえば消化器でも，奥のほうにある門脈などを傷つけたときは，慌てると心臓が止まってしまうわけです．慌てないでやる方法を考えないといけない．

　一番の緊急事態は出血ですが，その場合もガーゼで圧迫して一呼吸おく，そして周りからゆっくり攻めていく．本人はかなりパニクっているわけです．そういう時「大丈夫」と声を掛けてあげる．そのためには指導者はそれなりの経験と場数を踏んでいなくてはいけない．そういう時，基本的にどうしたらいいか．「ここの血管は縛ってもいいか，絶対温存しなくてはいけないか．もし縛ったらいずれはもう1回再建しなくてはいけないか」ということなどを知っていなくてはいけない．「こっちの動脈は切ったら駄目だけれど，こっちの静脈は周りからくるから縛っても大丈夫」とか．そういうことを知っているかどうかで大分違ってきます．すべて温存しよう，すべて結紮しようとすると駄目なわけです．絶対しなければいけないところと，しなくてもいいところをわきまえておけばそんなにパニックにならないですむと思います．

内視鏡手術のトレーニング法

仲田 内視鏡手術のトレーニング法というと，かなり特殊で，普通の外科の手術と違っていると思いますが，先生はどういうふうにトレーニングされますか．

田中 内視鏡手術の特別な手技があります．いきなり大腸とか胃の手術はできませんから，まずは step by step，胆嚢を摘出するとか，虫垂を切除すると

か，比較的手技の簡単なものから始めます．一番大事なことは，鉗子，これには把持鉗子，剝離鉗子，鋏などいろいろありますから，そういう道具に慣れることです．視線の先は鉗子の先ですから目と手をうまく連動させる．hand-eye coordination と言いますが，目と手の協調運動がうまくできること．それから，画像は画面で見ますよね，二次元で．しかしやっている世界は3次元です．つまり3次元の世界を2次元で見て，また3次元の世界で作業するということが分かるようになるトレーニングをしなくてはならない．そのためには，簡単な手技を，ドライ・ラボを使って simulation で鍛える．これがステップ1です．ステップ2はラボですけれども，今度は死体（キャダバー）とか臓器だけでやる．次がステップ3でイヌとかブタとか生きた動物でやる．4番目が人間です．step by step にトレーニングしていくというのが大事ですね．

仲田　先生のセンターではブタとか飼っているのですか．

田中　消化器センターにはありません．そういう動物実験センターの会社のもあります．あるにこしたことはないですが，それなしでもできます．現在ステップ1，ステップ2は昭和大学で作りつつあります．ステップ1はもう今年から始まりました．慈恵会医科大学ではすでにこのようなシステムでやっています．それからスッテプ3や4は九州大学でもやっています．僕は医科器械メーカーの施設を利用しています．そこでは講師役として，自分の施設だけではなく全国の外科医を対象にセミナーを行っています．あるいは手術室のナースを呼んで，訓練することもあります．研修医のトレーニングとしてはドライ・ラボからウエット・ラボへいって，アニマル・ラボへいくという形でやっているわけです．臨床でもいきなり手術をするのではなくて，カメラを持つ第2助手から始め，次に第1助手，次に術者になるわけですが，その場合もまず指導者がいるところで手術をやる．最終的には自分が一番の経験者，年上として若い外科医とやることで独立できる．つぎに自分が教えてやる役目になる．そのためには基礎的な解剖学とか腹腔鏡の手術の特性などを知って，最終的には技術認定試験を受けて，合格して一人前の指

導者ということです．

仲田 名古屋大の心臓外科の上田先生にうかがったとき，上田先生はいつもご自分でトレーニングされていて，たとえばティシュを縫う練習とかやっているそうで，学会などへ行って数日やらないとチョット腕が落ちるものだから，自宅で縫合の練習をしているということです．もう50歳を超えておられるのですが，いまだにそういうことをなさっておられるということで，驚いたのですが．

田中 僕も最初の頃は，慣れるまでは結構やっていました．

仲田 どういうトレーニングをされるのですか．

田中 よく研修医がやっているように，暇なときは自分の机の脇に鉗子などを持ってきて，ガーゼを縫ったり，糸結びをやっていました．いまはもうほとんど毎日手術をしていますから休むことがありません．手術と手術の間はむしろ休んだほうが良い．休みは完全休養です．

仲田 どんな日程ですか．

田中 手術は火曜日が休みで，月，水，木，金は朝から手術です．月曜日は3列並列で開始します．各グループは週3列で合計9列，平均で全身麻酔手術を午前午後2例行うので，1週間で全身麻酔手術症例が全部で18例になります．大腸癌を含め，ほとんど2か月先まで予定が決まっています．

仲田 患者さんはどのへんから来られているのですか．

田中 いま僕がもっている一番遠い人は大分です．近くは関東一円．東海地方の名古屋からも来ます．名古屋あたりは3か月か半年に1回くらいは術後でも検査に来ることができる範囲ですから．また僕と工藤教授の出身地秋田県からも患者さんが来ます．年2回札幌の人を診ていますが，このように全国から患者さんが来られます．

仲田 たとえば，テレビゲームに慣れている世代は，そうした内視鏡手術がうまいということはいえますか．

田中 僕もUFOキャッチャーをやったことがありますが，うまくないです．僕はゲームが好きではないのですが，やってはまればうまくなるのかもしれ

ませんね．hand-eye coordination の上達には良いかも知れませんね．しかし手術をやる時間で精一杯です．それにゲームと手術手技向上はあまり関係ないようにも思います．やはりうまくなるには一つのことを興味を持って長くやることだと思うのですが，．．．．

仲田　そんな論文があったように思いますが．

田中　ありました．しかしゲーム感覚で手技が上達するのかわかりません．

手術記録は必ず12時間以内に書く

仲田　手術が終わったあとの作業ですが，たとえばオペ記録を書くとか．

田中　オペ記録はいくつ手術しても必ず12時間以内に書くように指導しています．2日目，3日目になると忘れてしまいます．カンファレンスを火曜日と木曜日にやっていますから必ず1週間以内に提出させることになる．4，5年目までの研修医には，自分が執刀した手術だけでなく自分が入った手術の記録を書かせて，指導医がそれをチェックするという形をとっています．それから手術が終わったら必ず標本の整理をさせる．患者さんに対する直接の説明は担当医の一番上の人がやりますけれど．

　記録を残すということは大事です．記録を書くことによっても覚えるし，あとで記録を見直すこともできます．また，あまりあっては困るけれど術後にトラブルが起きたときに，参考になります．今ではビデオが残っていますからビデオも見直しますけれど．

記録の保存法

仲田　その手術記録の保存法はどうされておられますか．

田中　保存法は2つの方法があります．手術記録用紙に書いてスキャナーにて取り込み，紙は原本として保存する方法と，直接キーボードで電子カルテに書き込む方法です．

仲田　紙カルテもあるのですか．

田中　署名などが必要な，公的なものは紙の形で保存しながら，それをスキャ

ナーでとって画像としても保存してます．

仲田 イラストは紙に描いているわけですか．

田中 電子カルテのなかに「お絵かきソフト」が入っていますから直接画面に書き込んでいます．人によってはたとえばお腹のパターンを決めておいて，決まった形に付け足していくなどしています．あまり良くないと思いますが，定型的手術はコピー＆ペーストを利用して描けるところもあります．

仲田 結局自分のオペ記録は紙で綴じておられるのですか．

田中 そうです．たとえば認定医，専門医の更新などのときにも使いますから．あとは，医療情報部に依頼すれば全体の手術記録のチェックができます．これは臨床統計などが必要な時に役立ちます．

定型的な手術での留意点

仲田 定型的な手術，たとえば胆摘とか，いつも同じような手術になってしまうわけですが，そういうときの留意点というのは何かありますか．

田中 胆摘の例で言うと，定型的にやったもののうち炎症が少なかった症例で胆嚢損傷とか胆管損傷などの偶発症がむしろ多いようです．炎症があって少し固いほうが，注意してやるから副損傷が少ない．まったく炎症がないほうが損傷を起こしやすい．変な例を使っての説明で恐縮ですが，たとえばブタの胆嚢を破らないで摘出するのは難しいんです．ブタは胆嚢が薄く安全域が狭いからです．これに比べれば人間のほうが簡単です．たとえば，アニマル・ラボで，ブタの胆嚢を破らないで採れるくらい技術があれば，人間では楽勝です．むしろ炎症がないほうが難しい場合があります．そういうときこそ，解剖を明らかにして，胆嚢管や胆嚢動脈など，1本1本確認しながらやることが必要です．事故が起こる，副損傷が起こるというのは，確認すべき基本的事項を疎かにしたときです．たとえば胆嚢では，胆嚢管，胆嚢動脈をきちんと出してからクリップかけて切る．そうやれば間違うことはないけれど，いつも同じだからということで引っ張って切ってしまうことが起きます．必要な構造物を全部出していなかったから起きるのです．

仲田　胆嚢管，胆嚢動脈ですね．

田中　それを防ぐ方法として僕らがやっているのは術中胆道造影です．切る前にかならず胆嚢管にチューブを入れて造影しますから，それでレントゲンのモニター画面を見て確認します．したがってもう一度確認することになります．胆管を切るというのが一番厳しい臓器損傷ですが，それをなくすことができる．緊急の定型的手術では基本的なことを逃さないようにすることが特に大切です．

最新の手術をする場合の手続き

仲田　新しい手術を始める場合ですけれども，そういう場合の留意点ですが，いかがでしょうか．

田中　自分たちにとっての新しい手技ということですね．これはかなり慎重にやります．もし今までやったことのない手術であれば，必ず倫理委員会を通らなければなりません．これまでで言えば保険の通っていないような手術，内視鏡で言えば肝臓切除とか，内視鏡的膵臓手術です．

仲田　膵臓はまだやられていないのですか．

田中　もちろん僕たちはやっていますが，まだ保険適応になっていません．その場合，開腹手術の補助的なものとしてやっているわけです．完全な鏡視下ではないけれど剥離・授動はやっておく方法です．あるいは，新しい手技としてNOTESというのがあります．口から，内視鏡を入れて胆嚢を取る手術です．

仲田　口から入れる？

田中　口から内視鏡を入れて胃壁の前壁を破ります．そうすると内視鏡が腹腔内に出てきますから，炭酸ガスで気腹を導入して，経口内視鏡の鉗子口から細い鉗子を出して胆嚢を摘む．胆嚢を取ったら胃壁から戻して口から出す．破った胃壁は，クリップなどを用いて中で閉鎖する．この手術がいま一番新しい手術です．

仲田　すごいですね．

田中　肛門や膣からアプローチする方法もあります．大腸からはちょっと汚れるので，動物ではやっていますが人間ではまだやっていません．この前ニューヨークでやったのは経膣的な手技でした．こちらのほうが胃よりも見やすいんです．正面に胆嚢が見えますから．この NOTES について補足しますが，最初にこれはインドで経胃的アプローチから始まりました．trans-gastric endoscopic surgery と言います．対象は虫垂摘除術でした．それを5，6例やって 2005 年頃，世界に広まりました．うちではそういう新しい手技をやる場合は倫理委員会を通さなくてなりません．

仲田　経胃的なアプローチというのは，これまでの方法より優れているわけですか．

田中　われわれも進めていますが，これからの研究課題もあります．しかし少なくともお腹に創がないということで，トップモデルなどの職業には有用だと思います．究極の minimum invasive，低侵襲手術だと言われていますが，実は本当に侵襲が少ないかどうかはまだ分からないのです．ご承知のように最近胃潰瘍や十二指腸潰瘍で，穴があいても保存的に治していますね．これも胃液がもれたりすると腹膜炎の問題，炎症性のものでは炎症が広がる問題，癌だったら癌細胞を散布してしまうのではないかという心配もあります．早期のものなら大丈夫だろうということです．もっとも問題なのは取ったあと胃を閉鎖するのをどうするかです．いまは縫う器械もクリップもあるのですが，なるべく胃液を抑えたい，ヘリコバクターピロリなどの細菌感染も防止したいので，胃の中をきれいにすること，それから胃酸，胃液を抑えることなどいろいろな対策をしなくてはいけません．そいったものをクリアできれば手術手技として確立できる．すでにそういうプラットホームはできています．

仲田　プラットホームとは．

田中　術野展開のための装置です．日本でもオリンパスが作っています．それはエンドサムライと言います．

研修医にとっての新しい手術の留意点

仲田　それでは研修医にとって新しい手術を始めるときの留意点ということではどうでしょうか．

田中　先ほどの繰り返しですが，大事なことですので述べます．まず定型的な手術をまず何回かよく見ておくことです．次に一緒にその手術に入る，メンバーとして参加すること，それから指導者につく．そこで初めて一人で手術ができる．初めてやるときは前もって勉強をしておく．いきなりやるのではなく何例かは助手，第二助手を経験しておく．とりわけ腹腔鏡手術ではスコープを持つとか助手になるとか順番に経験していく．やはり勉強をしなくては駄目ですね．これはやってみてというわけにはいかないので，必ずこれで大丈夫ということでやらないといけません．また，研修医を指導する側には何か起きたときにすぐレスキューができる技術が必要です．とんでもないことをやったときでもそれを修復できるだけの能力が必要ですね．研修医にやらせるのはいいけれども研修医の後始末できなければいけない．しかし本当は後始末をしなくてもいいように適切なタイミングでチェンジするのが大切ですね．

術後合併症はゼロにはならない

仲田　術後経過ではどんなところに気を配っておられますか．

田中　患者さんにも言うのですが，手術では手術をすることによって起こってくる合併症があります．これが術後合併症です．これは絶対にゼロにはなりません．注意すればある程度低く抑えられますけれど，まったくゼロにはなりません．そういう術後合併症があるということをまず理解してもらわなくてなりません．それから，術後合併症の内容はどういうものか，だいたいどの時期に起こるかということを教えておく．さらに起こったらどうするか．すぐに対策は立てますけれど，黙っているのではなくて患者さんと家族に，いまの病態を説明する．研修医に対しても，手術前の説明，インフォームドコンセントをとる時に必ず研修医に同席させて，どういうことを説明す

るか覚えさせます.

　たとえば後出血というのは手術して12時間以内しか起こらない．3日，4日たってから起こることはない．そうすると，最初の術後1日目はまず出血がないか診ようということになります．消化管の場合は3，4日たって起こりうる合併症は縫合不全です．それを診るためには，胃や大腸の中味が腹腔内に漏れていないか注意しましょう，そのためにはドレーンを見ましょうとか，CRPや白血球を調べてみましょうとかいうことになる．肝臓だったらトランスアミラーゼやビリルビンなどの肝機能を診る．胆汁がもれていないかなどを時間の経過とともに診ていく．退院後も癒着性のイレウスがあります．あるいは術後補助療法がありますので，そういったことも説明しておく．これを時系列で説明する．そのうえで縫合不全が起こったら絶食にしてドレナージしますよ，あるいはIVHを入れますよというような対策を説明する．それが術後管理ですが，それをきちん系統だって説明する．これを研修医も患者さんと一緒に聞いてもらう．それらをベースに彼らにも術後管理をしてもらう．そうすると毎日回診したとき，今日は何に注意したらよいかわかります．今日は3日目だから出血は気にしなくてもいい．今日はドレーンの性状をよく観察しようとなり，もうよく歩いているから次から食事を頼もうと次のステップになります．そういったことの一つ一つが術後管理と研修医教育だと思います．

仲田　胆嚢摘出を腹腔鏡でやった場合は大体どのくらいで退院するのですか．

田中　たとえば金曜日に手術をしたら月曜日退院です．前日入院で，その日に手術，次の日に食事をして2日目は何もないかどうか診て，翌日には退院です．

仲田　楽ですね．虫垂炎はどうですか．

田中　虫垂炎も同じです．

仲田　虫垂炎は開腹でも創は小さいのですが，腹腔鏡でやるのとそんなに差があるのですか．

田中　あります．患者さんを診ているとぜんぜん違います．歩き方が違いますし，創も5ミリと10ミリでは違います．しかも開腹では筋肉を切りますから．基本的に腹腔鏡の場合は虫垂炎では筋肉を切りません．もうひとつ大事なことは，診断がしっかりできる．婦人科疾患など別の病気を否定できる．全身麻酔をするため麻酔科も必要だというデメリットはありますが，患者さんは寝ている間に手術が終わりますし，それからやるほうにとってはお腹の中を全部見ることができます．多少の腹膜炎があってもお腹の中を洗えます．医療上腹腔鏡下手術は非常にメリットがあります．

ロボティックサージェリの可能性

仲田　なるほど．他科の疾患を否定できるわけですね．あと最近はロボティックサージェリーが出てきていますが，ああいうものの応用ができるのですか．

田中　あまり現実的ではないと思います．投資の割にメリットはあまり多くないです．

仲田　関節の自由度がロボットだと大きいのですが，あまり変わらないのですか．

田中　ダビンチなど僕も試したことがあります．血管吻合などに利点を発揮するなど良いと言われています．現在心臓外科のほうでよく用いられていますね．私は胆摘で使ってみました．できることはできますがセッティングに時間がかかります．コストパフォーマンスも悪いですね．運転資金がかかりすぎます．いま買おうと思ったら1台2億6000万円です．普通の鉗子はせいぜい15，16万ですが，ダビンチの鉗子は1本40万円，特殊な鉗子は80万円もします．さらにメンテナンスで2500万円をメーカー会社に1年間何も手術しなくても払わなくてならない．

仲田　それは手が出ませんね．

田中　それから実際にやる人はアメリカに行って，そこの会社のトレーニングコースを受けて，許可書をもらわなくてはいけない．

仲田　東京医大心臓外科で入れているじゃないですか，アメリカまで研修に行くのですってね．

田中　そうです．それで今やっているのは，東京医大と金沢大の心臓外科ですかね．特殊な病院で患者さんがたくさん集まってくればいいけれど，一般病院ではできないですね．それでもニューヨークの Mount Sinai Hospital に行ったときは，動物実験用に1個，廊下に1個ダビンチが置きっぱなしでした．

仲田　使ってない？

田中　使っていません．今使っているのは実は韓国です．韓国はいまブームです．

仲田　どういうことに使うのですか．

田中　胃癌でも大腸癌でも使います．韓国ではダビンチを一番トップの人たちが使っています．ただ医療の仕組みが日本とは違います．韓国は保険がありますけれども，センターに患者さんが全部集まります．だから，ほかの病院では全然やってないことを，その病院だけがやっているのです．とくに内視鏡手術に多いですね．そこでしかできない．そのかわり年間何千件もやるのです．日本ではせいぜい100件，200件くらいです．だからちょっと違いますが，理由は日本に追いつけ，追い越せということではないでしょうか．ダビンチでやると名前も売れ，患者さんが集まるからということもあるのでしょうか．

仲田　ゼウスとダビンチがあるそうですが，どちらが良いのですか．

田中　普通の鉗子に近いのが，ゼウスですね．ゼウスは東北大と名古屋大，九州大でやっていますよね．ダビンチは慶応大も買ったようですが，使っていないという話でした．あんまり将来性はないと僕自身は思います．ただ，昭和大学の本学からは去年からダビンチを買わないかと言われています．旗の台と藤が丘，そしてわれわれの横浜北部病院と3台買ってもいいと言われましたが，実際臨床ではなかなか使いきれませんので，せいぜい1台買って「旗の台の本院に置いといて学生や研修医に使わせてあげるのが良いのでは

ないでしょうか」と答えてあります．買うのかもしれません．予算はあるようです．

仲田　うちの病院にも，東北大学出身のドクターがきていて，学生のときダビンチで糸結びをしていたというのです．驚きました．

センスなくてもできる人を育てる

仲田　手術手技の鍛錬法ですが，これが極意だというのがありますか．

田中　鍛錬法ですか．最近使わない言葉です（笑）．

仲田　たとえば，研修医を見ていて，うまい研修医と下手な研修医がいると思いますが，うまい研修医のポイントはなんなのでしょうか．なぜうまいのでしょうか．

田中　かなりの部分センスだと思います．センスがないと駄目ですね．それは練習でうまくなる部分もあるけれど，いくら練習してもうまくならない人もいます．それからわかっていても手が動かない人がいます．外科的なセンスだと思うのですが，鍛錬とかトレーニングして培うものではなくて，もって生まれたものがあるのではないかと僕は思っています．しかしそれでは，誰でもが外科医になれないわけだから，本当は誰でもできる手術というものがある．実はそれが定型的手術，標準的手術ではないでしょうか．こういう手術はセンスがない人でもできる手術です．センスがある人はもっときわどいことも平気でやれるわけだから．そういう人は「神の手」とか言われますよね．そういう人を育てるのはわれわれの目的ではない．ちゃんと普通の定型的・標準的手術のできる人を育てる．それはセンスがあまりなくてもできる．だから，センスを磨くことは本人の仕事ですが，鍛錬法というのは基本を繰り返し，繰り返しやることではないでしょうか．それからやっていいことと，やってはいけないことをきちっと見極める．危ないこと危なくないこと．患者さんを診たとき，その裏に何があるかは見えなくても，何かあることを予想できる人ですね．見えない裏に怖いものがあるということを教える必要があります．その意味では局所解剖学をよく知っていることが大事で

す．それを知らないと危なかっしい手術になる．

道具を使いこなす

田中 もうひとつは実は道具です．鉗子やエネルギーデバイス，その他です．鉗子というのは把持したり，剥離したり，切ったり，結んだりします．そういった道具と，電気メスのバイポラー，モノポーラの使い分け，あるいは超音波凝固切開装置，そういった器械の機能を知ること．どうしてこれはこのように動いているのか，どうしてこれで血が止まるのか，どうしてくっつくのかとかその構造と機能をよく知っていなくてはいけない．構造を知っていることによって，デバイスの機能を十二分に発揮できるわけです．構造を知らないで闇雲にガチャガチャやるのはよくありません．糸結びをする道具でないもので糸結びをやっていれば引っかかるのは当然です．そのために作っているものではないのですから．糸結びをするときは，糸結び用の持針器と鉗子を使う．切る道具で切ればいいのに他のものでちぎるとかはよくない．それから鈍的なもので剥離しなければいけないのに尖ったものでやって余計な出血をさせるとか，そういったことです．

　鉗子でもシングルアクションと両方動くダブルアクションの鉗子がある．それをきっちり使い分けないと，先端が変なところに入っていくので良くない．道具には必ず構造と機能がありますから，そこら辺を見極めて適切に使うこと．それを短時間でわかってしまう人がセンスのいい人だと思います．センスの悪い人だと何回も同じ間違いを繰り返すということだと思います．だから余計な出血をさせたり，余計な傷をつけたりする．そのために修復する，だから下手な人は手術に時間がかかるわけです．うまい人は無駄がないから，半分の時間でできる．できないと2回同じことをやる，あるいは3回やるとなるとできる術者は2分の1，3分の1ですべてが終わってしまうわけです．それが無駄のない手術ですね．もちろん炎症や局所進展度にも依りますが，定型的な術式で時間がかかったり出血量が多いというのは無駄なことをしている場合が多いですね．

腹腔鏡でのポイント

田中 とくに腹腔鏡下の手術では，層が大事です．正しい層からいけば血が出ないのに，間違った層に無理に入るから出血するわけです．正しい層に入ればなぜ血が出ないかと言えば，もともと離れていたものがくっついただけですから，これを剝がすだけだからほとんど出血しない．フリーであった腸がペターッと背中にくっついただけです．腸だけを起こせばいい．そうすればなにも血が出ない．無理やり入っていくとこの中に血管が走っていたり，神経が走っていたりして，血がジャージャー出てくる．もともとフリーのものが倒れてくっついただけだから，これを起こしてやればいいのです．無理やりやるから血がでる．

　それは解剖と発生学を知っていなければいけないわけです．それらを理解したうえでやれば手術がうまくなる．ちゃんと手術をビデオなどでよく見て，正しい層を剝離するということですね．昔は外側アプローチでやりましたが，いま僕らは内側の血管の根部を処理して，基本的に内側アプローチで剝離授動を進めていく．

仲田 血管って何の血管ですか．

田中 たとえば下腸間膜動脈です．そしてここの腸がついているわけですね（ビデオを見ながら）この腸間膜の中に血管が走っている，その血管に沿ってリンパ節がある．そこでリンパ節郭清を伴う腸管切除を扇型にできるわけです．扇の要をはずすことで定型的な大腸癌の手術が可能となります．

文献の収集

仲田 それから手術文献の収集ですが，何か工夫されておられることはありますか．

田中 定型的な手術でしたら手術書があります．消化器外科関係だと『消化器外科』『臨床外科』などその領域の商業雑誌があります．それに特集号が年2, 3回あります．もちろん内視鏡だけに特化した手術書もあります．ふだん書店に行く時間はないですから，そういうものを学会に行ったとき出展して

いる書籍コーナーで探します．そうすると一番新しいものがあります．医学関係でしたら，学会の時の書籍コーナーに行くのが一番良いと思います．そうすると，雑誌もあり，実物を見ることができます．僕は，国際学会に行って書籍コーナーで見つける，あるいは発表のビデオを見るなどして，それらをヒントにして日本で一番新しい手術を考えます．日本の学会で見てもそれは誰かがやった物まねが多い．やはりオリジナルのものを英語の論文で読むようにしています．それと定型的な手技でしたら，ちゃんと評価が確立して皆さんがバイブルと言っているような本がありますから，そういったものを読むのが大事ですね．とくに研修医は後者のほう，新しいものよりは確立した標準的な定型的な手技を覚えてほしいですね．

外科はメスをもってからが勝負

仲田 他になにか，これはぜひ研修医に言っておきたいというようなことはございませんか．

田中 研修医の5年目くらいまでは何もかも新鮮で，全部勉強だし，全部吸収できるものなんです．だから，本当にいい先輩やいい手術を見つけたらとことん吸収する，自分のものにする．あっちこっち手を出す幅広さも必要かも知れないけれど，本当に良いものをキチンとやる．研修医のうちというより10年目くらいまではすべてが自分の勉強だと思います．批判するのでなく覚えていいものはすべてを取り入れる．僕は学生時代勉強していなかったから，卒業してからすべてが新鮮で砂漠が水を吸い込んでいくみたいでした．そうやって覚えてきました．外科だったらほとんど卒業してからが勝負です．最初にメスを持った時からが勝負です．外科に関して言えばスタートはみな同じではないでしょうか．

　内科や他の科だったら知識，疾患名や病態などを知っていることが必要です．外科は周術期の病態生理や術後管理とかの知識が必要ですが，こと手術手技に関してはみなスタート時点ではゼロです．そこから始まるわけですから．自分が本当に外科医なろうと思ったらいくらでも吸収できると思うの

で，諦めないで，正しいところをすべてを吸収することが必要ですね．

外科を選ぶならいまがチャンス

田中 いろいろな所に研修に行くと思いますが，得意な分野では先輩はとうとうと教えるので，そういったところはよく聞いて教えてもらう．1を聞いて10教えてくれる先生は良い先生だと思います．10を聞いても1つも教えてくれない所へ何回聞きに行ってもムダです．だから，その人の得意な分野はとことん聞いて自分のものにする．そういうのは研修医時代しか聞けないのです．5年経ち，10年経以上経ってくると人にものが聞けません．自分が教える立場になる前にいろいろな人のいろいろものを見ておく．そういう意味では現在の自由に選択できるシステムは，僕は非常に良いことだと思います．これから外科を目指す人にはチャンスだと思います．いま外科を目指す人が少ない．少ないということは手術の件数が減っているわけではないから，自分のところに回ってくる件数は増えるわけです．そうすると絶対その人は得です．いまこそ外科を選ぶべきだと思います．

仲田 脳外科の安井先生もまったく同じことおっしゃっておられました．

田中 研修医は国の制度について考える時間的余裕もないわけです．これはそのことを考えるなと言っているわけではありませんよ．ただ，研修医は現在一番自分にとって得となる，一番学べる所はどこか，その機会が多い所に行くべきです．いずれは患者さんのためにやるんだけれど，まずは自分のために自分を鍛えなければいけないから，一番鍛えられるところに行くべきです．勉強できるところに行くのが大事です．そのため，施設やスタッフ，実績・実態などに関する情報，アンテナをめぐらして，良い所に行ってほしいですね．

開腹時代の名手と腹腔鏡時代の名手とのちがい

仲田 先生が目標にされた外科医というかたはおられますか．

田中 内視鏡のような新しい手技には師匠はいないですから，何人かのなか

から良いところをとってきて自分のオリジナリティーを創る．そういうかたちになってきているのではないでしょうか．ある一人の頂点の人を目標とすることはなくなってきているように思います．

仲田 開腹手術の名手とは手技が大分違ってしまっているのでしょうか．

田中 僕らの世代はちょうどその狭間だといえると思います．僕らの世代でも開腹手術しかやらなかった先生には内視鏡手術は無理だと思います．現在の若い人には両方の機会があると思います．昔の名手と言われた人でも現在では使う道具，手の動きが違いますから，通じないと思います．僕が学生のころは実際見ることはできなかったけれど中山恒明先生など，そういう先生が「食道手術を何分でやった」という話を聞きましたけれど，今はそれとまったく違います．当時は左手でバァーっと剝いでしまうなどされたわけですけれども，内視鏡ではチマチマしかできない．しかもそこの細かい解剖を理解してやるわけです．だから昔は現在の郭清とも違うし，あまり比較にならない．

　開腹手術も内視鏡手術も両方できる名手といってよい人が居るかもしれませんが，滅多にいないでしょう．実は僕は両方やっていたから，肝臓の手術や膵頭の手術は開腹で教えています．大腸などになると腹腔鏡を教え開腹手術は教えません．もともと肝・胆・膵をやっていたので肝切除術や膵頭十二指腸切除術は開腹で教えます．ただし今後は肝・胆・膵も腹腔鏡でやろうと考えています．この辺は開腹の手術経験数が内視鏡手術でも役に立ちます．ところが，まったく発想を変えないとできないところがあります．たとえば肝臓でいえば，昔は肝門部を処理して肝臓を脱転して裏を全部剝いでから肝臓を切離し始めるのですが，内視鏡では肝臓を持つものがないですから，前から行くしかないのです．どうするかと言うと，いきなり肝門部から下大静脈の前面に入って肝部下大静脈前面で横隔膜の下に剝離を進め，肝臓と下大静脈の間にテープを通してしまう．その後，肝臓を切離します．開腹手術とはまったく逆の手術の順番です．両方理解できないといけないでしょう．

　で，さっきの話に戻りますが，開腹の手技だと先達はたくさんいます．も

とがんセンターの長谷川博先生，幕内雅敏先生などです．これらの先生方は腹腔鏡手術はやりません．腹腔鏡で肝臓をやっているのは慶応大学系や東邦大学ということになります．そうすると大学の流れがあるから，ずっと認めない教授がいればそこの施設では発達しません．弟子も出来ない．だから何をするかによるけれども，新しい手技はまだ確立していなくて，自分で創意工夫していかなくてはならない．そういう意味では誰がというより，それぞれ長所短所がありますから人のいろいろ良いところを盗る．そこを見極めて一番良いところを取り入れることです．

小山研二教授から学んだこと

仲田　それより以前の人たちから，学ぶことは具体的に何がありますか．

田中　僕は前の小山研二教授から手術を習ったのですが，今でも胆管と空腸の縫合のしかたや手縫いの手術の基本は小山先生の手技でやっています．出血したときの対策もそうです．まずはガーゼで圧迫ということもですね．本当に駄目なときは包帯をタンポナーゼして手術を止めたこともあります．僕が助手だったときに，肝臓の手術をやっていて大量出血で心臓が止まったことがありました．左の横隔膜を開けてすぐ心臓を掴んで30分間マッサージをしながら手術を続行したこともあります．そういうことは多分今の人たちはほとんど経験ないと思います．そういったこともできると思えば，心臓が止まっても肝臓の手術ができるのだということは認識できると思います．実際，肝臓の腫瘍は右房から引きずり出して切除するということもあるのですが，そういった手術を多分見たことがなければできないので，それを教えてくれたのは小山先生でした．

　今ではそういうことはしない．そういうことをしても，やる前に予後が決まっているからやらないとか，そういう結論を出してしまう．そうすると手術はそれ以上発展しないわけだけれども，ぼくは激しい手術をするのはあまり好きではないけれども，そういうこともやったこと，見たことがないと不測のことが術中に起こった時は，何もできません．だから，そういうことも

知っておく，経験しておくことも大切です．

垣根はどんどん低くなる

仲田 他流試合というか，自分の大学の系統でないところで，学ぶチャンスはどうやって作るのですか．先生の場合は東北大学系とアメリカ留学で充足されたわけですね．

田中 僕の場合は腹腔鏡が入ってきたから，開腹で他流試合をするところまでいかなかったということもあります．結局昔の外科の教室の良い点でもあり，悪い点でもあるのですが，なかなか教授を超えられない．教授のやっていること以外のことはできないから．そうすると大学を出てやらなければいけない．範囲がとても狭いし，それだけやらしてくれる市中病院はなかなかない．大学がピラミッドの中心になっているわけです．他流試合というか，他の関東とか関西まで出かけて行ってやってやるというのも，ほとんど許されない．そういう社会でしたよね．ところが今は違うのです．僕は逆の立場で，現在新潟などをはじめ，一番遠いのは鹿児島，宮崎などにも行って手術を教えています．それらの系列大学では腹腔鏡下手術は方針として採っていない教室です．ところが，ラボのセミナーなどで教えた先生方が実際に私の所にやって来て，「一般市中病院でどうしてもやりたい，病院でやってくれ」と言う．そこで教えに行くわけです．それによって，「お前らそんなことして破門だ」という教授はいない．教授たちの人格が高いということもあるでしょうし，時代ということもあるでしょう．技術習得に関して最近は非常に垣根が低くなっています．

仲田 腹腔鏡を今でもやっていない大学もあるのですか．出てから20年近くなるわけですよね．

田中 ありますよ．九州地方とか中国地方にはやってないところがあります．関東だって，栃木，茨城など少ない所があります．県によってかなり差があります．技術認定医も，北東北など一つの県に何人もいない県があります．そのくらい違います．いまでは他流試合は垣根がなくなってきたのでは

ないですか．だからこそ—われわれの北部病院のことですが—実は3年目の後期研修医のみが集まっているわけではないのです．例えば今年14人来た研修医の半分くらいは3年目ではなくて，5年目，6年目あるいは10年目の人たちです．

内視鏡外科学会の技術認定医制度と北部病院のアクティビティー

仲田 北部病院のホームページを見たら，内視鏡をやりたいという人なら絶対に行きたくなりますね．本当に全国から来ているのですね．なぜこのようなアクティブで魅力的な消化器センターができたのでしょうか．

田中 全国各地から医師が参集しています．その大学数は40近くあるのではないでしょうか．昭和大学はもとより新潟，東北，京都，金沢，信州，山口，東大，千葉，徳島，宮崎，長崎，岐阜，岡山，神戸，大阪，秋田，弘前，女子医，日医，金沢医大など国公立・私立など問いません．工藤教授の方針です．やる気本位，実力本位で学閥などを廃する．これはとても良い点ですね．それに，やはり本大学の経営陣の考え方，とくに北部病院の院長をされておられた黒川高秀先生のバックアップが大きかったと思います．黒川先生は整形外科のご出身ですが，全般についてよくご理解されておられます．それから上に挙げたような教育システムなどもありますね．おっしゃるように，研修に来たいドクターたちなども対象にした研究会誌の発行，ホームページなどの充実などもありますね．当センター独自の研究会開催など勉強の機会には事欠きません．

仲田 ここで内視鏡外科学会の技術認定医試験についてうかがわせてさせてください．内視鏡の外科技術認定医試験におたくのところ昭和大横浜北部病院から6人が一度に受かったということですが，だいたい何人くらい受かるものなんですか．

田中 はい，第1回目の試験は全員が受かりました．全国一です．数，合格率とも嬉しい結果でした．全国では年間150人から200人くらいが合格します．全体の合格率でいえば30-40％くらいでしょうか．結構厳しい資格審査

です．

仲田　実技を見るわけですか．

田中　実際の技術力を審査しますので，ノンカット，未編集のビデオを出してもらいます．比較的簡単な胆囊の場合でしたら自分でやった50例の生ビデオ，胃とか大腸だったら20例の未編集のビデオを持っていることが必要で，そのうちここ3年間から5年間で一番いい手術を提出するわけです．

仲田　審査にかかる時間は大変でしょうね．

田中　毎年10月末が締め切りで，12月中旬に審査用ビデオが送られてきます．毎年比較的暇な年末年始はずっと見ています．減点法ですので全部見なくてもよいのです．持点がなくなればそれで終わりです．

　現在われわれのところから技術認定医を10人輩出しました．それだけいれば高いレベルで手術ができるし，若い人の指導も僕が全部しなくてもできます．もっともうちの場合は上部，下部，肝・胆・膵の3つのグループに分かれて，それぞれに2，3人の技術認定医がいるわけです．

仲田　それぞれ別の専門医になるわけですか．

田中　技術認定医はそれぞれ別にとりますけれど，専門分野は一つです．別々にするとコレクターが出てくる．胃でとって，腸でとって，肝・胆・膵でとってということになると審査するほうも大変です．

　ただ，認定医資格があるから何をやってもいいということではなくて，認定医がやった手術はそれなりの手術が保証できる．社会に対して自分達はちゃんとやっているのだということを学会として示すのが大事なわけです．今まで整形外科でも外科系の学会でも他人の手術を認定しようなんてシステムは世界中どこにもないんです．そのうえ更新制で，5年でまた見直しです．だからなかなか厳しいものですね．

仲田　お宅の病院から地方の病院に出張もされるのですか．

田中　少しいます．まだそれほど卒業生が出ているわけではありませんから，半年から1年で出しています．ひとりボストンに留学させているのもいます．あと四国の大学から3人くらい一緒に研修に来るというので引き受け

ましたが，多すぎるのでさすがに目立つので本人の希望もあって一人は今僕の紹介でフロリダ大学の肝臓移植の研究室に留学しています．

仲田　これだけの研修医が集まって来るというのは，すごいですよね．

田中　傾向として結構外科系は長くいますけれど，内科系は出入りが激しいですね．極端な例は 2, 3 ヶ月，半年でやめていく人もなかにはいます．なかなか難しい面もありますね．

仲田　短期研修の枠はどのくらいあるのですか．

田中　無給だったら枠はいくらでもあります．問題ありません．

「神の手」の弊害

仲田　最後に伺いたいのですが「神の手」ということについて，どうお考えですか．

田中　僕は万能無謬の「神の手」などはないと思っています．あれはマスコミが作ったものじゃないですか．「鬼の手」はあると思いますよ．マスコミの言う「神の手」とは特別の技術とカリスマ性があるというくらいなものでしょうかね．少なくとも腹腔鏡ではないと思います．

　私の友人もテレビなどで報道されると，「言いたいところが言えない，都合のいい所だけが放送される」，「どうしても編集されてしまうのでいやだった」と言っていました．そういう人は"神"ではなくて多分努力した人だと思います．「辛酸をなめ，人の倍も 3 倍も努力した，もちろんセンスももともとあった，ほかの人にはない斬新な発想もあった，幸運，強運もあった，結果的に誰にも出来ないことまでやるようになり，医学・医療に大きく貢献し，人類に貢献した」という意味でマスコミは報道するのだと思います．

　私のところの工藤進英教授も NHK の『プロフェッショナル』に出演したら，いっぱい電話がかかってきました．その中には，明らかに進行癌で人工肛門を造らなければならない人も「内視鏡で取れませんか」ということで来るのです．それは無理だということになって，結局僕のところに来るわけです．話を聞いてみると，やはり限界というのか，報道されると「どんな癌で

も内視鏡治療で OK」「あすこに行けばどんな癌でも取ってくれるし，どんな直腸癌でも人工肛門なしでいける」という患者さんの受けとめ方になってしまう．患者さんが低侵襲治療を望まれる気持ちは痛いほど分かります．われわれもそうしたい．しかし現実にはそういかない患者さんも多いのです．もちろんよく分かった患者さんが圧倒的に多いのですが．このようなことを考えると，われわれもマスコミなどに出るときはバランスよく説明することが必要ですし，マスコミも我々の意図をきちんと取材し報道してもらいたいですね．もちろん病院を宣伝してくれるのは結構ですが．

有名病院の落とし穴

田中　近年私の勤務する病院もいわゆる「有名病院」になってきています．ただ，患者さんが多いハイボリュームセンターが一概に良いのかという問題があって，外科に関して言えばある程度は良いのですが，実はあまり多くなるとそれだけ忙しくなって，患者さんを充分に見切れないということがあります．うちも大腸癌に関しては年間の手術件数が300件くらいになっているのですが，そうすると毎日のように手術をすることになる．再発もあるし，化学療法もしなくてはいけない，そういったところまで手が廻らなくなる．年間300件以上やっているところというのは手術だけなんです．手術だけで術後は診ない．手術も面倒なのは診ない．麻酔のリスクが高かったり，心臓が悪い人は診ない．何かあると麻酔をかける人がいないからとか言って診ない．本当に楽な管理というか，術後管理だけやっていればいいというような患者しかみないわけです．

　ついこの間がんセンター系の病院の成績が発表されましけれど，手術患者のステージが全然違います．胃癌，膵臓癌，肝臓癌，乳癌の5年生存率が出ていましたが，ステージが一般病院とは全然違う．I期の患者さんの多いところで5年生存率を出してもほとんど意味のない数字です．ああいうのをドンと出されると一般の病院は困るわけです．僕らは初めから，診断から治療まで，再発まで見ているわけです．そうすると数をこなしただけでは評価は

できないわけです．スタッフが何人いて，どのくらいの頻度で手術をやっているのかということまでキチッと出して，しかもその中で開腹手術をどのくらいやっている，腹腔鏡手術をどのくらいやっている．さらに言えば，手術のできない患者をどのくらい診ているか．僕は手術できない患者，ステージⅣも診ているし，さらには大腸癌で肝転移した患者さんの肝臓手術もやっています．そういったところまで含めて見てもらわないと，本当にそこの病院が大腸癌の患者さんをトータルに診ていることにはならないと思います．外科は手術だけやっていればいいということではなくて，手術はちゃんとやらなくてはいけないけれど，その前も後ろもきちんと患者さんを診なければいけないのです．

□ 編者要約

1. 腹腔鏡下胆嚢摘出術は 1989 年に始まった．
2. 急性胆嚢炎の first choice は腹腔鏡手術である．
3. 横行結腸，脾彎曲部，下部直腸の腹腔鏡手術はむずかしい．
4. 研修病院は十分な症例，指導者・カリキュラムに優れ幅広くできること．
5. 指導医の条件は「熱意」，「研修医を大切にする」．
6. 手術中，どんどん聞け．
7. 術者の失敗談を聞け．
8. 手術前は寝不足厳禁．
9. 手術前はイメージトレーニング，手術 DVD を見よ．
10. 腹腔鏡でも左手の鉗子は重要．
11. 手術当日も，術前に患者に会え．
12. パニック時は，一呼吸おき，手を止め 2，3 分休め．
13. 内視鏡手術は鉗子操作に慣れよ．
14. Hand-eye coordination が出来るように．
15. 手技の鍛練はドライ・ラボ→ウェット・ラボ→アニマル・ラボ．
16. 手術記録は 12 時間以内に書け．
17. 胆嚢摘出は胆嚢管，胆嚢動脈，を確実に露出してから行え．
18. 口から内視鏡を入れ胃壁から出し胆摘を行う方法がある（NOTES）．
19. 後出血は術後 12 時間以内しか起こらない．
20. 腹腔鏡下虫垂切除は腹の中全て見れる（他の疾患を否定できる）．
21. 手術の鍛練は基本を繰り返し繰り返しやる．
22. 道具の原理，機能を良く知れ．
23. 解剖を良く知り適切な層で進入せよ．
24. 医師 10 年までは批判するのでなく全てを取り入れよ．
25. 外科志望者の少ない今は外科医になる絶好のチャンス．

地方にあっても，
常に最先端の技術指導を目指す．
病院の近くに住み，
すべての手術に入るのが
最良の鍛錬法．

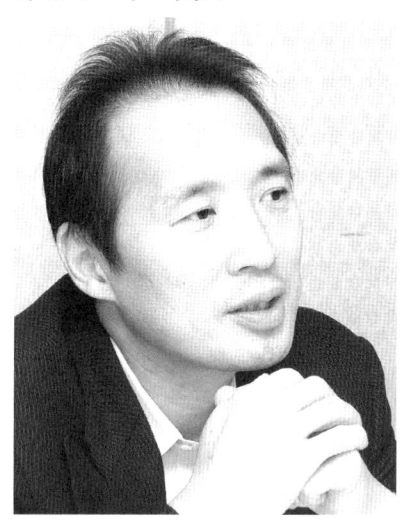

[外傷外科]
今 明秀
（こんあきひで）

八戸市立市民病院救命救急センター長．
1958年11月13日青森市生まれ．1983年自治医科大学卒業．青森県立中央病院にて初期研修後，青森県下の僻地診療所，辺地病院にて地域医療に従事．1984年の研修医時代に体験した苦い経験より救急医療への関心は高かったが，1995年に起きた國松孝治警察庁長官（当時）の狙撃事件に接したことが決定的な契機となり，自らも外傷外科を目指して上京．日本医科大学救命救急センター，川口医療センターにて修練の後，習得した技術を地域への還元しようと青森に帰郷．現職．現在は長年の希望であったドクターヘリ態勢の発動をさせ，システムつくりとスタッフ養成に心血を注ぐ．

初期研修2年ですぐ一人診療所へ

仲田 先生とは同じ自治医大の卒業ですが，まずご経歴をお伺いします．

今 自治医大の6期生です．青森県出身だったものですから，卒業してすぐ青森県立中央病院で初期研修を2年間しました．

仲田 全科ローテーション方式ですか．

今 できるだけ全科を廻りました．3年目にはすぐ十和田湖と八戸市の中間にある人口4,000人の倉石村診療所という所に行きました．

仲田 2年間の研修で診療所勤務は大変ではなかったですか．

今 きつかったです．それまでは初期研修を終わったらいったん中核病院に行って，そこで2年間の研修を終えてから診療所に行くのが通例だったのですが，事情があって診療所が空になりました．誰か行かなくてはならなかったのですが，誰も動けなかったので3年目の医者の中から比較的元気がよかった私が行くことになりました．

　倉石診療所では内科的なことを中心にやりましたが，外科志望だったものですから近くの総合病院の手術室の研修に週1回顔を出していました．

　外科を志望したのは，病態が不明な時でも，試験開腹手術，組織検査などで，結果が早くわかることが魅力でした．また，「内科で手に負えないから，最後は外科にお願いする」というようなことを，内科の医師からよく耳にしていて，つまり内科より格上のように若い私には見えました．テレビでよく目にする光景ですが，＜「手術は成功しました」→家族が，泣いて喜ぶ＞の設定の中に自分もいたかったのです．

仲田 ぼくも佐久間病院というところで診療をしましたが3年目だときついですよね．

今 実はその時いろいろな失敗をしています．研修中は病棟しか知りません．病棟では多くは胃癌とかすでに診断がついていました．外来で問診から検査まで持っていくというのはやったことがありませんでした．救急外来に頭痛などで来た人を，とりあえず一晩だけ診るとか，もしくは次の日に繋げることはしましたが，継続的に診療したことは一度もありませんでした．い

きなり診療所で，しかも指導者もいなくて，失敗をしながらなんとかやりました．最初は診療所を1日でも早く辞めたいという気持ちでしたが，1年終わった頃には不思議ともう1年いてもいいなという愛着がわきました．

その後は野辺地病院に行きました．僻地中核病院で300床近い病院でした．そこで外科の研修をしました．研修といっても初期研修のときに外科をローテーションで廻って，そのあと，1年間は診療所にいたので，もともと技術がないところに，またゼロからのスタートになってしまいました．

仲田　しかし最初に現場を知っていると，教育病院に戻ったとき自分に何が必要か分かっているから非常に効率よく学べるように思えますが．

今　おっしゃる通りです．いきなり研修指定病院なり，大病院に行ってしまうと，なんとなく階段を昇るだけです．現場を経験していると優先順位というか，何から始めればよいかとか，自分に何が足りないのかとか，やるべきことが分かってくるので，一生懸命勉強します．かえって現場を知ってから，研修病院に行ったほうがよいような気がしますね．

野辺地病院には外科研修で行ったのですが，病院は内科も，婦人科も脳外科もこじんまりやっていて，横の関係が非常にいいわけです．私が自治医大卒業生でもあるし，診療所も経験したということで，外科だけでなく，婦人科の手術に入ったり，内科で手当てしたり，いろんな診療科に首を突っ込む機会がありました

その時点では将来は消化器外科に進みたいと思っていました．その当時青森県内では外科といえばメインは消化器外科，つまり主に癌の外科に進むのが多くの外科医の趨勢でした．先輩の背中を見ながらゆっくりとそれを追いかけるのだろうなと，そういう認識をもっていました．

仲田　私も自治医大卒業ですので全科を廻りました．今は整形外科をやっていますけれど，いろいろな科を見てそれから一つの専門に行ったほうがいいように思います．専門科と専門科をまたがることがどうしたってある．そういったところが強くなるし，自分の立場を離れて客観的に見ることができるようになるわけですよね．

救急車が目の前を通り過ぎて行く

今　野辺地病院で2年外科研修をしてその後六戸病院という町立病院に行きました．40床ほどの小さな病院でした．自治医大の2期生の岡本一雄先生と2人でした．岡本先生が主に内科，私が主に外科を担当しました．患者数が多い内科は2人で手分けしてやりました．当直は私が週に4日，彼が3日くらいしました．

仲田　ぼくも佐久間病院では3人で当直を回していました．

今　その時，悲しかったことは，救急車が自分の病院に来ないのです．この病院は救急病院ではなくて，その頃は老人病院といういい方はなかったのですが，地域のお年よりのための病院で，重症でない人をみる病院でした．脳外科もありませんから救急車はストレートにちょっと離れた所の病院に行くのですね．すごい不自然さを感じました．

仲田　救急車はどこに行くのですか．

今　三沢市と十和田市の病院に行くのです．自分の目の前を平気で救急車が通っていくのを見たのは，あとにも先にもその時だけです．自分の病院に医者がたくさんいても，その中で常に自分が一番救急車を診る立場にあるとずうっと思ってきました．倉石診療所の時でさえ村の救急車は全部来ました．まず私の診療所に来て，それから五戸病院，八戸の病院なりに行く．

必死でやった1年だけの外科後期研修

仲田　そうすると六戸病院に2年間おられて，そのあとはどこに行かれましたか．

今　青森県立中央病院で1年間の外科後期研修を受けました．自治医大の場合，県によっては後期研修2年というところもあるのですが，青森県は僻地の事情が厳しいので，1年間でした．しかし容赦ないというか密度の濃い研修でした．自治医大1期生の境正彦先生（故人）も外科でやっておられたのですが，「自治医大は1年しかチャンスがない．体が倒れるまで仕事しろ」と助言してくれました．厳しい研修でしたが，その分力がつきました．普通の

外科医のように階段をコツコツ上ったのではなくて，途中で田舎に行ったり，自分を見つめなおす機会があって，いわゆるスポンジが水を吸収するように外科の技術を吸収してきたような気がします．

仲田 それしかないとなると必死でやりますからね．

今 救急車は自分が診るものだとなぜかそう思っていたので，熱傷とか，外傷とか，通常の外科医がちょっと尻込みする，嫌がるようなところは率先して診ていました．重症救急患者の搬入は夜が多かったので，夜は結構病院にいました．

仲田 青森県立中央病院で外科後期研修を1年されて，その後はどちらに行かれたのですか．

今 本州最北端の大間病院へ行きました．そこでは2期生の三橋梅八先生が責任のある仕事をされていました．その当時の大間の人たちはかなりの数の人が函館の病院を受診していました．函館までフェリーで90分，片道1,000円です．あるいはむつ市で，バスで60分，片道2,000円です．当然交通費が安くて，都会っぽくて，医療機関の多い函館のほうへ患者さんが流れていました．そこに言葉かけもいいし，診療の質も結構高い水準を保っていた自治医大の集団が行って，かなりの部分を大間病院で吸収し治療できるようになった．爆発的に患者さんが増えました．

仲田 大間病院は1回見学に行きました．きれいな病院ですよね．

今 私のときに新しくなりました．私が1年目に行ったときは，フランケンシュタインの館みたいな，医学の歴史みたいな病院でした．広い所にベッドが18くらい並んでいて，それが大部屋でした．手術室は1階にあったのですがエレベータがなかったので，2階の病室まで文字通り患者さんを担架に乗せて，みんなでお神輿のように担いで昇り降りしました．それまでは担送という言葉は，ストレッチャーで患者さんを運ぶ意味だと思っていたのですが，担送の「担」は担架の「担」なんだと分かりました．

仲田 そこは三橋先生のほかに何人くらいおられたのですか．

今 私とあと1人の3人態勢です．全身麻酔，腰椎麻酔を合わせて年間100

例を僻地病院で達成することができました．それは自分にとっても自信になりました．難しい手術はむつ病院から外科医に来ていただいて一緒にしてもらったり，急性腹症で開腹したら，卵巣とか子宮の病気が見つかった場合は，その場で電話して，婦人科の医者と連絡をとりながら，万が一おかしくなったときは緊急で応援を頼むことをお願いして手術していました．

仲田　大間病院は自治医大の卒業生が行く前はどうなっていたのですか．

今　台湾の先生が2人でされていたと思います．高齢のために退職されたと聞いています．

仲田　あの辺は確かに荒涼としたところですね．大間病院に行かれて2年ですね．

今　その後は結果的には野辺地病院という所にもう一度戻りました．5年間おりました．

本格的外傷専門医を目指して川口医療センターへ

仲田　そのあとは東京ですね．どういう関係で行かれたのですか．

今　外傷の手術がしたくて川口市立医療センターに行きました．

仲田　なぜ外傷の手術をしたかったのですか．

今　外傷の手術の力量がないことが自分で分かったからです．重症外傷が来ても自分では助けることができない，それではいけないと思いました．緊急度の高い外傷の手術ができない．

仲田　たとえばどういう外傷ですか．

今　刺創と，重症な交通事故です．胸部の刺創とか腹部の刺創に関しての標準的な常識を知らない．それを誰も教えてくれなかった．食道癌とか，肝臓癌の難しい手術は教えてくれる人がいっぱいいたし，教科書もありました．誰も教えてくれないし，誰も知らないのが外傷です．外科医なのに外傷を治療できない，それを隠して，ごまかして，自分の前に外傷の患者さんが来ても，助けることができない．それでいいのかと悩みました．ひどくあいまいでした．仮に，二流の外傷の手術をやったとしても，誰も責めないし，だれ

も指導してくれない．「仕方ないよ，ショック状態で重症すぎた」といった具合です（図1）．

日本一外傷症例の多い医療センター
仲田 川口市立医療センターではそれができたのですね．
今 そこが日本で一番外傷の手術が多いのです．その同時期に國松警察庁長官が弾かれて，日本医科大学の高度救命センターが手術して救った．私が勤務していた地域の外科医にはできない．すごいことだと驚嘆しました．そのすごいことをやった集団はどういう人たちだろうと，日本医大に見学に行きました．すごい人たちでした．そこに行こうと思ったのですが，日本医大よりも川口医療センターのほうが症例数が多い．日本医大の関連病院で日本医大のチームがそのまま外傷の手術を行っているのです．全員外傷外科医なのです．外科以外は一人もいない救命センターだったのです．たとえば4年目か，5年目に行くのだったら，救急の基本から学べる日本医大もいいかも分からないけれど，ある程度外科をやってきて，外傷の手術を学びたいという自分には川口市立医療センターのほうが執刀できる外傷手術症例が多そうだったので川口に行くことにしました．
仲田 日本医大の方々はアメリカでトレーニングを受けてきた人たちですか．
今 トップの人たちはそういう人たちですし，また若い人たちにもアメリカの外傷センターに行っている人が大勢います．アメリカでいまなにをやっているかとか，どういう外傷の手術が標準なのかとか，いろんなことを知っている．
仲田 日本だとほとんど銃創なんて見ることがないですからですね．アメリカで銃創による死者が年間28,000人．日本は年間40人くらいと圧倒的な差ですからね．アメリカの人口が日本の約2倍として，日本の交通事故死が7,000人から8,000人だから，銃創の死者の割合のほうが交通事故より多いわけですね．だからアメリカでトレーニングを受けてきたら強くなりますよ

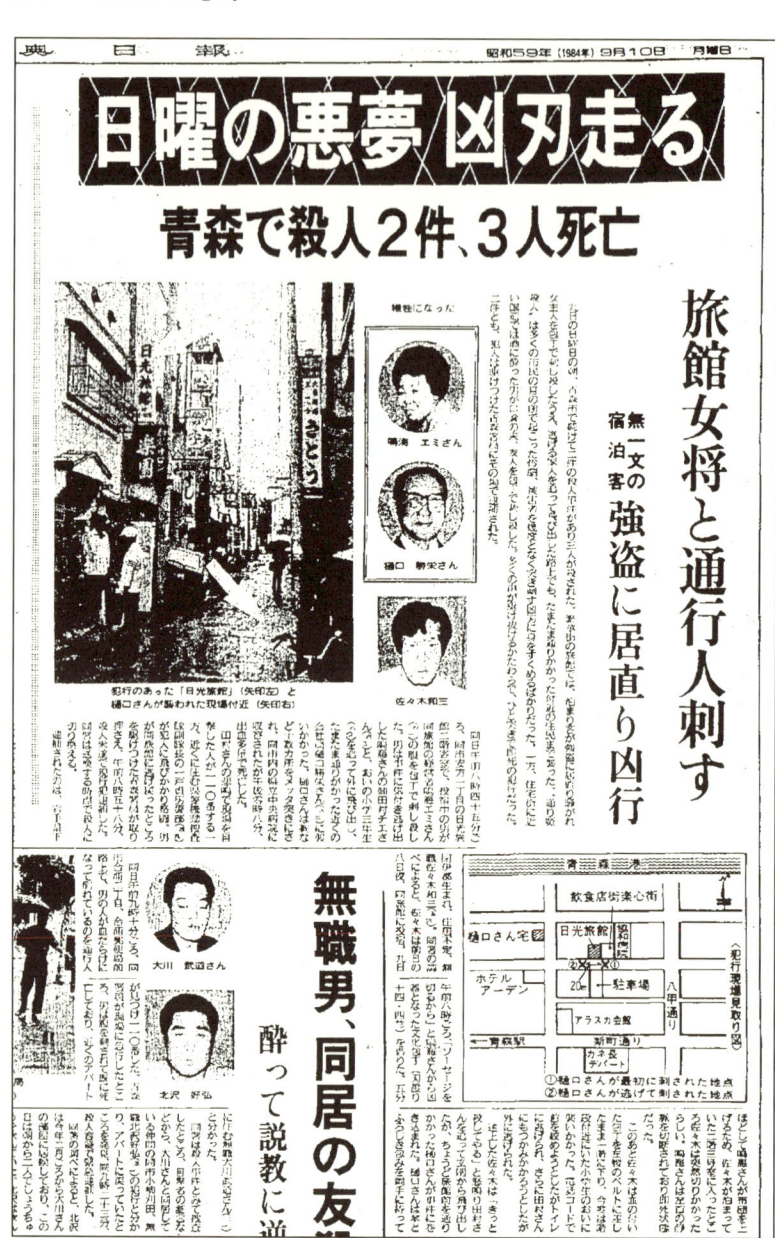

図1 研修医時代の苦い経験が，外傷外科医を目指す契機となった．
東奥日報（1984年9月10日）

ね．
今　もちろん穿通外傷だけでなく，鈍的外傷についても日本医大グループの考えかたは素晴らしいものがあります．

穿通外傷の開腹は一気に

仲田　たとえば穿通外傷ではどういうことに気を使うのですか．

今　開胸手術でも，開腹手術でも手術のスピードですね．従来の外科は，通常はショック状態の患者さんの出血臓器を特定して，CT検査などを行ってから，診断をつけてから手術室に向かうという考え方ですよね．しかし外傷外科医の考え方は，診断は緊急度の診断でいい，急ぐのか急がないのか，いまの状態はどれくらい悪いのか，つまりバイタルサインから手術適応を決める．だから早いのです．わかりやすく言うとCTを撮らないで手術をする．そのことによって出血量を削減できますし，救急室でやれることが増えてきます．気管挿管してすぐ手術室に行くとか，胸腔ドレーンを入れて手術室に行く．生命予後には関係のない無駄なCTを撮らないようにする．その考え方は当時の一般外科医にはなかったですね．

仲田　開腹のスピードはめちゃめちゃ速いということですね．

今　開腹術のテクニックも，いわゆる腹部外科であれば，電気メスを使って，白線を切って，ピンセットで腹膜をつまんで，腹膜のところに腸がくっついていないことを2, 3回慎重に見てから，腹膜にメスで切開をいれて，それから腹膜鉗子などで把持して，指を入れて電気メスで上下に開くという手技ですよね．外傷ではそうでなくてメスでずうっと筋膜まで切っていって，腹膜になった時点で，指もしくは鉗子で鈍的に開けます．

仲田　電気メスを使わないのですか．

今　お腹の中は基本的に血の海なので，めったなことで癒着はないし，たとえ癒着があったとしても，鈍的に行くので何ら問題はないわけです．腹腔内が大出血なのに，腹壁の小さな出血に気をとられるのは意味ありません．指を入れて開腹したら，そのままクーパーで上下にサァーっと切ってしまう．

これで内臓に到達するスピードも相当違います．5秒くらいで開腹してしまいます．特に鈍的外傷で，内臓がやられていることがわかっている場合は，大きく開けないといけません．従来の消化器外科の場合は，侵襲を少なくするため，なるべく小さく開けるのが美徳でした．その究極が腹腔鏡の手術です．

　外傷の場合は見落としたら死に直結しますので，剣状突起から恥骨まで一気に開けて見落とさないようにする．そこは一般消化器外科と考え方が違うところです．

仲田　剣状突起から恥骨まで一気に開けるのですか．

今　小さく開けても膀胱破裂や横隔膜破裂は見えません．細かい手術テクニック以前に，基本的な内臓に到達するアプローチがまったく違うのです．こういうことは10年以上外科をやってきましたが誰も教えてくれませんでした．誰も実践していなかったですね．

仲田　決定的に違いますね．

いい研修病院の探しかた

仲田　決定的に違いますね．川口市立医療センターがいいのだというのには，人脈というかコネクションがあったのですか．

今　学会などでいろいろな情報が入ってきました．現在神戸大学の救急医学の准教授をしている同窓の川嶋隆久先生と仲がよかったので，彼に相談してみたのですが，川口市立医療センターなら知人がいるということでした．腹部外科医が一人しかいなくなって困っていると．

仲田　しかしなかなかいい病院を探すというのは難しいですよね．実際行ってみないとわからない．その辺の情報はどうやって得たらいいのでしょうか．

今　私は学会の情報と友人のコネクションしかなかったですね．今はインターネットで検索するといろいろな情報が得られます．

仲田　手術の症例数などはわかりますけどね．

今　いろいろな書物もあるので，論文，文章などでも評価できると思います．
仲田　脳外科の秋田脳研所長の安井信之先生との対談でも，どこの病院がいいのか，はたして本当にそこの術者が優れているのかはなかなかわからないということでした．
今　見に行くにしてもせいぜい2か所くらいですよね．それがはずれれば3か所目，4か所目，5か所目にすごくいい病院があるかもしれませんが，そこまで見に行くことはできない．

見かけの手術件数では図れない裏事情

仲田　外科系研修病院としての条件ということでは，手術件数が絶対的でしょうか．
今　手術件数が少なければ上の人だけでやってしまって，下には回ってきません．手術件数が多ければ上の人だけでは限界があるので下の人にも回ってきます．
仲田　オペ件数は多ければ多いほどいいということですね．
今　上の人の手術をいっぱい見る機会があれば未熟な下の人も多分うまくなる．
　それから下の人が一人では手術ができるわけではないので，やはり支えてくれる上司もしくはチームがなくてはいけない．個人，個人の主治医よりは3人，4人で外科チームを組んでいたほうが，若い人のストレスは少ない．ただし手術例数が多い病院というのは，もしかすると主治医ごと，たとえば外科医が8人いると8個チームがあってそれぞれが独立して手術するので手術数が多いのかもしれない．逆にチームを組んでしまうと，たとえば3人，4人で1個の手術というようになって，あまり手術できない．
仲田　チーム制でないほうがいいということですか．
今　その辺が難しいところです．外科医が8人いたとして，それぞれが主治医であれば，1日に最大8個の手術ができます．ところがチームでやるとなると，優秀な外科医も一緒に手術に入ることになるので，チームの数×2く

らいしか手術できません．8人外科医がいても1日に4つくらいになります．どちらともいえませんが，やたらと手術が多い裏には，そういう主治医制がある．よく考えて自分にあったほうを選ぶしかありません．

研修医の人格を重んじた外科研修へ
仲田　指導医の条件としてはどういうことが挙げられますか．

今　指導医は，従来の外科にあったようなスパルタというか，徒弟制度的なものがいいのか，最近はやりの成人教育というか，若い医師の人格を重んじてやってやるのがいいのか．実はわかりません．

仲田　先生ご自身はどんなふうにされておられますか．

今　スパルタではありません．いわゆる手術中もガンガン罵声が飛ぶ，「こんなこともできないで，なぜ手術場に入っているのだ」とか，「やり直して来いとか」とかいわれると，若い人は手が止まってしまうわけです．手は止まってしまうけれど，反省して，夜勉強して，次に備えます．そういう時期も必要だと思いますが，最近の人には向きません．

仲田　安井先生のお話では，安井先生は人に教えてもらったという記憶がほとんどないということでした．上の人の手術場に入って，見て覚えたそうでした．しかし，今の若いドクターはそれではうまく行かない．ちゃんとプログラムを作って，基礎からひとつひとつ積み上げていくようなシステムを作らないと駄目なのかなといっておられました．

今　スパルタ的なことをやると，辞めてしまうのですよね．辞めないにしても不機嫌になります．ですからどこかのタイミングでスパルタから人格を重んじた方法に変えることだと思います．

仲田　先生の病院ではどういうふうにプログラムを組んでやられていますか．

今　うちは外傷外科ということに特化したプログラムを組んでいません．救急医を育てるということではやっていますが，スパルタではやりません．辞められると困ります．ドクターヘリが始まって，外傷手術症例がふえるなら，

外傷外科医養成コースも考えて見ます．いまは，まだ重症外傷症例が多くないので，できていません．

　症例数が少ない時は成人教育のほうがいいと思います．スパルタでやれるのは，ひとつの症例に失敗しても次があるという時です．「今の手術はお前できなかった．俺が取り上げる．しかし明日また手術があるから勉強しなおしてこい」と繰り返してやれるチャンスがある場合です．今日の症例を逃すと，次は再来週みたいな感じなら，せっかく叱ってもあまり効果がありません．患者さんが少ない病院ではきちんと教えたほうがいいと思います．

外傷外科で足りないのは胸腹部外傷の外科

仲田　ほかに指導医の条件ということに何かありますか．

今　外傷外科はいろいろ定義があります．頭の外傷も，四肢の外傷も，胸部，腹部の外傷も全部外傷です．ただ，日本で足りないのは胸腹部の外傷外科医です．胸部，腹部の出血性ショックで亡くなる大出血の外傷外科医です．

　頭部外傷でなくなる患者さんが外傷死亡の半分を占めます．しかし頭部外傷は，従来から脳外科の一部分になっています．脳外科医はくも膜下出血の手術もするし，頭部外傷もするというのが常識になっています．整形外傷に対して整形外科医は，骨折は当たり前のように手術するし，脊椎損傷も手術します．整形外科と脳外科では外傷は当然その中に入っています．けれど胸腹部外科に外傷は入っていないのです．

　大学の消化器外科の教授が，外傷の手術をバンバンやっているというのは聞いたことがありません．（心臓外科医が心臓外傷をやっているというのもありません．）第一そういう患者さんは大学病院に運ばれません．

仲田　整形と脳外科だけが外傷を扱っているわけですか．

今　したがって外傷外科を専門領域と考えれば，外傷外科がやる手術の範囲は胸腹部外傷ということになります．そこにどのような指導医が必要かというと，胸腹部外傷ができる外科医，消化器外科＋胸部頚部外科＋血管外科＋骨盤です．

仲田　今の流れだとそういう人を養成するのは難しいでしょうね．

今　日本ではどうして難しいかというと，消化器外科が心臓外科と同じように独立しているからです．別な建物，別なパーツなのです．そうでなくて消化器外科が外科の基本的なスキルとして入っていれば，たとえ心臓外科をやっている人でも腹部外傷もできてしまう．

外傷外科のトレーニングセンターをつくろう

仲田　実際にそういう胸腹部外傷のトレーニングができる施設はどれくらいありますか．

今　トレーニングをするには，まず外傷患者が多数運ばれてくる必要があります．アメリカの例をいいますと，レベル1　トラウマセンターには重症外傷が年間240例集まるといわれています．

　240例集まる施設が日本に何か所あるかというと10か所くらいだと思います．いわゆる専門施設ですね．これでは足りないですよね．それでは日本は外傷が少ないのかというと，どこでも交通事故は起こるし，どこでも墜落事故，労災事故は起きています．そういう患者さんが専門施設に運ばれてないだけです．特に重症外傷の場合には，1時間以内に手術をしないと命を失いますので，1時間以内に重症外傷を手術できる病院が日本中にもっと必要です．

　それではどのようにして重症外傷を数少ない専門病院に運べばいいかというと，救急隊が重症外傷ですと宣言することがひとつ，近くの病院にやむを得ず運ばれた患者さんは，そこの初期治療でできるだけ安定化させたら，できるだけ早く遠距離搬送する．救急車以外にヘリコプターも使う．こういうことで，重症患者さんをある程度集中できる．心筋梗塞やくも膜下出血と同じように．

仲田　2007年の12月27日のNew England Journal（Ernest E. Moore：Special Report, Military-Civilian Collaboration in Trauma and the Senior Visiting Surgeon Program, NEJM Dec 27, 2007）にイラクやアフガニスタン

で負傷した米兵をどういうふうに外傷センターまでつなげるかという論文がでていました．野戦病院ではほんとの緊急処置しかやらない．できるだけ早く24時間から36時間以内にドイツの外傷センターに移送するのですね．現場では無理をしない．本当の緊急処置，創外固定などするだけで急いで搬送する．

今　そのほうがいい．地域の病院で根本的手術までやろうとするとそこで失敗することがある．失敗は命を落とすか，もしくは重度後遺症なので，初期治療をキチンとしてもらったらそのまま運んでしまう．その考え方を徹底すべきではないかと思います．運ばれた病院も，もしかしたら外傷専門医がいなくて困るかもしれませんが，そこから育つのではないでしょうか．

　賢い人は気が付いていて，外傷センターを作るには外傷症例を集めればいいのだとずっと以前からいっているのですが，ぜんぜん進んでないのは，指導医がいないからです．指導医にはどういう人がいいかというと，一般外科をやってきて，血管を手術できそれから外傷をやっている人です．私たちの世代にはそういう人がいました．私たちの次の世代になるとちょっと難しいですね．いきなり救急からという人が多くなっている．それではやっぱり普通の外科医に比べれば，外科的な技術が若干落ちます．その人たちは指導医になりにくいですね．しかし，外傷手術の最も重要な，方針決定をする力が備わる．リーダーシップの重要さを知る．専門領域に拘らないで診る癖が付く．外科的技術はその後で学べばいいのです．一方先輩の外傷外科医はその昔は頭も，泌尿器，肛門も整形外科も全部やるという時代の外科医だったので，最も外傷外科になじみやすい．

仲田　たしかに．ハルピン医科大学の留学生が金沢医科大学にいて，オペには彼も手伝いに来てくれたのです．その彼は中越紛争で軍医として働いていた．とにかく驚いたのは頭から下まで全部できる．ただ整形だけはできなかった．なぜかというと四肢は全部切断してしまったからだそうです．心臓外科なのに膀胱も腎臓も全部できる，すごく驚きました．たしかにそういう外科医はいなくなってしまいましたね．

今　外傷外科指導医は胸腹部をできないといけない．胸腹部外傷ができる指導医が育つ環境はいままでなかったです．

仲田　そうか最初から救急医だけだとちょっと指導医になりにくいわけですか．なるほど．

なかなか進まないドクターヘリシステム導入

仲田　そういえば八戸のドクターヘリはもう動いているのですか．

今　2009 年の 3 月から動いています．

仲田　そうなると青森全域から 1 時間以内に到着する．

今　青森県全域と岩手県の北部，秋田県の十和田湖よりのところも含めて，全域から患者さんを集めることができます．しかし，これは外傷の効率のよい救急医療システムという話であって，患者さんやその家族とかがどう考えるかは別問題です．たとえば，富士山を越えて，山梨から東京のほうまで運べるのか，白根山を越えて長野県から群馬県まで運べるのかという話になります．

　青森県でも効率のよい治療をするためにはヘリコプター搬送がいいということがわかっていても，八甲田山を越えて日本海側から太平洋側に患者さんを運ぶことに，患者さんの家族とか本人が納得するかですね，ここが難しいと思います．事故が起きた瞬間には，命がかかっていることを，患者さんも家族も認識できにくいと思うんです．その状況で遠距離搬送をすることは，まだ日本では主流になりにくいですね．市町村の消防の枠でやってきているので，それを超えて 100 キロの搬送をするのは，今までの日本ではやってないことです．

仲田　これはやらざるを得ないですよ．

今　似た問題に移植があります．移植に関しては国家事業として相当お金をつぎ込んでやっています．もちろんヘリコプター搬送も，ジェット機搬送までしています．それと同じようなことを外傷でやるのです．いままで元気でぴんぴんしていた人が，今まさに命を失おうとしているときに国家事業とし

て航空機搬送なり，ヘリコプター搬送なりして，重症外傷患者さんを外傷治療の拠点に集めることを，やるべきではないかと思います．

　アメリカでは外傷のプログラムと移植のプログラムが同時に進んでいると聞いています．日本は移植についても若干遅れてはいますが，国が一生懸命力を入れてよいシステムを作ろうと努力している．外傷に関してもアメリカでは移植とまったく同じくらいに重要視しています．しかし日本では外傷センター構想はほぼゼロ．ドクターヘリも熱心な外傷外科医や救急医が一部の病院でやっているのみで，それ以外はなにも進んでいません．

仲田　青森県は八戸市を拠点として稼動しました．岩手県とか秋田県にはない．それでは静岡県は結構先進的なのですね．

今　日本一先進的です．県で2機持っているのは静岡県と千葉県，最近では北海道．

仲田　そうですか，知らなかった．日本には何機あるのですか．

今　全国で20機しかありません．

仲田　そんなに少ないの．

今　そのうちの2機が静岡県で飛んでいるわけです．さらに名古屋にも飛んでいるので，静岡県の西部は静岡県の西部ヘリ，愛知県のヘリ1機，さらに静岡県の東部ヘリからも応援にいけるとすれば，静岡西部でなにか起きたときは3機がそこに集中することができます．

術者の立場でやらないと鉤引きを100回やっても術者にはなれない

仲田　話を進めます．オーベンのオペに入った時にどんなことに気をつけるべきでしょうか．

今　鉤引きをやりながら，術者の気持ちにはなれない．術者の場所に立ったことのない人は，鉤引きを100回やっても，術者にはなれないですね．操り人形でもよいので，術者を2，3回やってそれから鉤引きに入ると，術者の目で見ることができるようになります．

仲田　なるほど，とにかく術者を経験させろと．

今　術者の目で見るので，手術中しょっちゅう首を出して，再確認もしくは質問をする．たとえば，「いま右のほうから鉗子を入れたのですね」とか「なにをいまやったんですか」とか，鉤引きを100回やってもそれだけでは全然疑問が起きない．

仲田　たしかにそうですね．

今　それから胃切除であれば，coronary vein の処置が難しいことは術者を経験していればわかるわけで，今日は特にそれを見ようと思えば，それに差し掛かった辺りで，「スイマセン，いま coronary vein ですよね，もうちょっと見せてくれませんか」という．見るポイント，大事なところがわかってきてから，たくさん鉤引きさせたほうがわかると思います．

仲田　なるほど．面白い．

今　鼠径ヘルニア，急性虫垂炎なら若い人にさせるけれども，胃切除ではずっと鉤引となると，虫垂炎の手術と胃切除の手術は違うので，何の役にも立たない．

仲田　いかにテクニックを伝えていくかという文庫本（畑村洋太郎：技術の伝え方．講談社現代新書，2006年）があって，その中に先生がいわれることと同じようなことが書いてあります．たとえば旋盤ですが，工場に見学にきた人たちにまずやらせてしまうのだそうです．そのあとから見学させる．そうすると経験した人たちにはどこが一番困ったかというポイントがわかって，はるかに上達が速いということでした．まず実際に現場をやらせて，それからトレーニングさせたほうが効果的だといっていましたが，それとまったく同じですね．

今　胃切除のような手術はそのやりかたがいいと思います．もっと簡単な手術，たとえば急性虫垂炎や気管切開，そういうのは，単純にこちらがやって，「見てろ」でいいと思います．それは見るだけでも頭の中で整理がつく．つまり自分の口の中で手順を1番から20番までいえるような手術です．ところが，A4判のノートで2，3ページになるような手術は口でいえない．その

場その場の映像で，この視野が出たときにはこのポイント，こっちの視野ではこのポイントって，そういう手術はやらせてみて習得させようと思っています．なにがポイントかわからせてから，あとは鉤引きなり，助手なりで学んでもらうのがいいと思います．

仲田　ほかになにかオーベンのオペに入ったときの注意点はありますか．

今　いっぱい質問することですね．質問できるということはよく勉強しているということです．助手ですから，通常の外科の手術では糸結びです．それでも糸結びはしっかりできるようにしておくのが礼儀ですね．

仲田　糸結びもちゃんとできるようになるまでには3か月はかかりますよね．

今　それから手術の予習ですね．それは書いたり，質問することも同じかもしれませんが，「次にこうですよね」といえると嬉しいですね．

仲田　次の手順がいえることですね．

今　それはオーベンとして，ネーベンに質問するところでもあります．スラスラと答えられればいいと思います．

手術前日の準備—手術記録を読みイメージトレーニング

仲田　手術の前日の準備ですが，心がけておられることはありますか．

今　まず，過去に自分で書いた手術記録を読み返します．

仲田　手術記録は全部とってありますか．

今　はい，とってあります．標準的なものを読みます．さらにその手術記録で忘れがち，大事だと思うところを頭の中の映像で，自分のイメージトレーニングで思い出しておく．手順を1番から100番まですべてでなくとも定型的なところを思い出す．もしくは手術アトラスをみて考えます．特に使う鉗子，使う糸がスラスラ出てこないと手術中，時間がかかるので事前に確認しておきます．

仲田　手術アトラスで先生のおすすめがありますか．

今　外傷手術でよく見ているアトラスは絶版になっているようです．最近購

入したのは「advanced trauma operative management (ATOM)」です．ネーミングは，手塚治風で親しみ易いです．写真も満載で，刺創，銃創，鈍的外傷の手術がわかります．もうひとつアトラスではありませんが，巨匠 Hirshberg & Mattox が外傷手術のコツを書いている「Top knife」です．手術現場で最善を尽くすために何を覚えておけばいいかがわかります．幸運なことに，東京医大の行岡哲男先生が翻訳され，非常に読みやすいです．トムクルーズの「トップガン」に倣ってつけた，名前です．胸，腹の外傷手術をいくらか経験した後で読めば，なるほどとうなる場面がたくさんあります．最後に手前ミソですが，「外傷症例帳．人の振り見て我が振りなおせ」も，お勧めです．こちらは，初療から手術までの，失敗例の反省とその対策を，著者の経験を元に書いています．CBR 社の ER マガジンが，月刊誌から，内容を濃くした季刊誌に変更する時に，トップバッターとして書かせていただきました．トップバッター「イチロー」になりたいものです．値段が安いのもお勧めです．

仲田　微小血管外科では手術前日に睡眠不足だと手が震えるのですが，外傷あるいは消化器外科では，いかがですか．

今　顕微鏡手術ではそうでしょうね．腹部外科では集中力が維持できればあまり神経質に考える必要はないと思います．ただ食道癌のような長い手術の場合は食事が摂れないので，私の場合は次の日朝 9 時から手術だという時には前日の夜と当日の朝は高カロリー，高栄養のものを摂って，手術日は 1 日禁食でもいいようにしました．

仲田　食道癌の手術はだいたいどのくらい時間がかかるのですか．

今　私は朝 9 時から始めて午後 4 時くらい，7 時間くらいかかっていました．もちろん麻酔導入も自分でやって，手術が終わったあと人工呼吸器に載せるところまで全部自分一人でしました．

仲田　それは野辺地病院のときですね．

今　野辺地病院です．普通の大病院のように手術室だけの外科ではないですから．

仲田　麻酔科はいなかったのですか．

今　麻酔科のいる病院は青森県には少ないです．いまは日本全国の大病院でも麻酔科が足りなくなっていますが，地方は前からいません．

仲田　坂井三郎さんの著書「大空のサムライ」（光人社，1987 年）を読んだことがありますか．第 2 次世界大戦時の日本海軍の戦闘機パイロットで，ゼロ戦などを操縦して敵機 64 機を撃墜した人です．その人が空中戦の前は必ずトイレに行っておけというのです．離陸してから戦闘モードになるまで非常に時間が長いので，オシッコがしたくなる．途中でオシッコがしたくなるとものすごく集中力がとぎれるというのです．手術も同じだと思いました．渡辺淳一の小説では手術をしながらこっそりそのままオシッコをしたというところがあります．

今　わたしは長い手術でも術中オシッコはしたことはないですね．もちろん手術前にはコーヒーなどは飲みません．術中は頭を使うので，手術前には先ほどのようにカロリーメイトなど摂ってエネルギーをいれるようにしています．

　それから現在は主に外傷外科ですので外傷の手術についてお話します．外傷では前日のトレーニングは要りません．前日の心構えはありません．定時手術はすくないです．相当体調が不良の時も緊急手術は容赦なくあります．外傷外科医の数は少ないので，基本的に 365 日オンコールです．でも，時には，今日は対応できないですと休む日もあります．川口では，突然私がいなくても誰かが対応できるように，日ごろからみんなで手術に入って，経験症例を増やしました．オフとかありえなかったです．明日大怪我の人が来そうだという予感はありません．だから毎日オンコールです．

手術後の振り返り

仲田　オペ後の復習についてはどのようにお考えですか．

今　外傷というのはいつでも生きるか死ぬかです．結果がすべてです．患者さんが亡くなった場合は何か問題があったのだと考えます．予測救命率を基

準にします．

仲田　予測救命率？　なにか基準があるのですか．

今　はい．TRISS 法というアメリカの外傷学会で出している基準です（表 1，2，234 ページ）．予測救命率の計算は，バイタルサインか生理学的重症度を評価し，受傷部位と大きさ，深さから解剖学的な重症度を評価します．生理学的重傷度は，収縮期血圧，意識レベル，呼吸数から算出できます．解剖学的重症度として，頭部頸部，胸部，腹部，骨盤四肢に分けて，それぞれの外傷重症度を評価します．例えば，脾臓深在性損傷は 3 点，大腿骨折は 3 点．この場合の重傷度は $3^2+3^2=18$．TRISS 法ではこの 2 つの重症度の数値と年齢を方程式に入れると予測救命率が算出できます．

仲田　基準があるのですか．

今　日本では日本外傷機構で，同じようなものを出しています．それはホームページからでもアクセスできます．予測救命率が 50％以上は原則助かるはずです．それが亡くなった時は，原因を追求します．たとえば，輸血量の不足，手術の技術的な問題，気管挿管の遅れ，過小評価などです．ワーファリンを飲んでいたことが決定的な原因だったとか，手術の順番，たとえば先に開胸をすべきだったのか開腹だったのかとか，患者さんの素因，術者の素因，もしくは優先順位，そんなことを議論します．もし術者に原因があった場合はそこを反省します．簡単にいえば最初温存の方向で手術したところが腎臓の状態がよくないので，結局腎臓を摘出した．それでも駄目だった．その場合は最初から腎臓を摘出すべきだったのではないかとか，どの時点で腎臓を摘出する判断をすべきだったのかとか，そういうことです．

仲田　坂井三郎（「大空のサムライ」，光人社，1987 年の著者）も空中戦が終わったあと，必ず部下と一緒に反省会を開いたそうです．なにがまずかったか，なぜあそこで敵に逃げられたかとか．機銃掃射を回避されると，あの回避の仕方を自分達もまねすればできるのではないかと，必ず反省会を開いて，それで向上させたといいます．うまくならないパイロットは「畜生，悔しい」だけで終わってしまう．必ず反省するかどうかが向上できるかどうかの差

だといっています．

頸部外傷は切開法で救命率が決まる

仲田 さて具体的に手術中で気をつけている点はどんなところでしょうか．

今 手術中は優先順位に気をつけます．おもに多発外傷ですので，どこから切るか，どの方向に切るか，まずそこで決定的に違ってきます．多くは仰臥位で，めったなことでは側臥位はとりません．側臥位をとるとすれば胸部損傷の気管支損傷の場合です．その場合は決死の覚悟です．この患者さんは絶対腹は大丈夫だと考えて，左側臥位で手術しますが，それ以外はすべて仰臥位です．体位で迷うことはないのです．

　あとはどの部分がやられているかを考えながら手術になります．頸の場合外から判断しやすい部位だけでなく，鎖骨の裏，胸骨の裏に重要な血管が隠れていますから，見えない部位にも大出血のポイントがあります．そこにどうやってアプローチするのかが非常に難しいです．

仲田 そういう場合はどうするのですか．

今 簡単にいえば胸骨を縦切開して，さらに横に開くとか，いろいろな方法があるのですが，方法を間違うと患者さんを失います．すでに出血しているわけですから，出血している場所にいきなり触わろうとすると，たとえば皮膚から10センチ近くまで，出血がボンと上がってそのまま心臓が停止します．どこを切り開くかで全く違います．それが定型的な心臓外科とか腹部外科と決定的に違うところです．

仲田 脳外科の安井先生も同じことをおっしゃっておられました．ポジショニングが決定的に大事だということです．ポジショニングは途中で変えることできないし，いかにオペしやすい位置にもってくるかが非常に大切だということです．安井先生のオペ記録をみるとそれに非常に気を使っておられる．

　それから安井先生のオペ記録で感動したのは，最後にディスカッション書いておられることです．こういうところがまずかったとか．

今 電子カルテ時代になってからは書くなといわれていますね．

仲田　だから自分のノート書くしかないのだけれど．

今　頸の場合，どこにメスを入れるかによって全く違います．非常に難しいです．

肝臓はタオルで包んで止血

仲田　腹部外傷での最大の問題は外傷性ショックですね．

今　どこが一番問題なのかをすかさず考えなければ駄目です．一番決定的に出血するのは肝臓ですので，最初に肝臓を見ます．肝臓に出血があったら助手に肝臓を握らせる．割れていますので，割れ目を縮める方向に押さえさせます．止血のためです．

仲田　肝臓が割れていたらどういうふうに処置しますか．

今　多くは肝臓の縫合をして，そのあとタオルで圧迫します．これが一番多い．もう割れてしまっていてもげそうな肝臓がありますが，その場合は切除になります．

仲田　糸をかけてもびっしり締まらない場合がありますが．

今　挫滅が少なければ糸はちゃんとかかります．そのあとタオルで止血します．手で押さえて止まるということは，タオルで押さえても止まるわけです．肝臓切除するかどうか悩んだときはタオルで押さえ，肝臓をタオルで包んで止血します．明らかに肝臓が取れてポロポロンしている場合はもちろん切除しますが，それ以外は切除しないで押さえ込みます．押さえ込むときに糸で縫って押さえ込むようにするか，それとも縫わないで押さえ込むかは，挫滅の度合いによります．

胸部穿通外傷の留意点

仲田　穿通外傷は場所にもよりますが，具体的にどのようにされていますか．

今　まず胸部外傷の場合は，刺さったナイフは基本的に抜かない．胸骨縦切開をして，大血管を確認し，テーピングします．

仲田　縦切開して大動脈の確認ですね．

今　あとは大動脈のバルーンカテーテルも用意しておいて，万が一のときは大腿動脈から入れて，カテーテルを膨らませて一時的に止血をするようにします．

仲田　テーピングくらいで止まるものですか．

今　テーピングして，ナイフを抜いて，大動脈鉗子で，大動脈側壁から，サイドクランプを試みます．

心臓外科の場合

仲田　心臓外傷の場合はどうしますか．

今　心臓の外傷であれば問題は簡単です．心臓の外傷の場合，すでに心タンポナーゼになっています．処置されないまま手術室にいくと心臓が停止しますので，救急室で心囊開窓術，心囊穿刺どちらかの処置がやられているはずです．タンポナーゼが解除されていれば，あとは心臓の穴だけですから，胸骨縦切開で開けて，心囊を開いて，指を穴にあてがい止めます．指でいったんとめれば状態は改善しますので，あとは縫合するだけです．救急室で，緊急左開胸しなければならない，緊急度の高い場合は，すばやく気管挿管した後，乳頭尾側に，メスを入れて，①皮膚と脂肪組織，②筋肉，③胸膜の順で，胸腔に至ります．鋏で，創を延長し，肋間に，開胸器をかけて，心臓を握ります．心膜をピンセットでつまんで，鋏で切り込むと，タンポナーデが解除できます．皮膚に使う，skin staple を用いて，心筋の穴を仮縫合しておきます．その上を指で押さえて，手術室へ移動します．

肺外傷の場合

仲田　肺の外傷の場合は何か気をつけることありますか．

今　肺の時は単純に縫える場合がほとんどです．深い場合，いわゆる串刺しになっている場合は，空気がもれる，痰ももれてくるのでよくないです．そういう場合は観音開きにします．いまは自動縫合機のリニアカッターとかGIA がありますので，それを通します．観音開きにすると，底のほうから縫

うべき管が見えてきますから，見えた時点で細かく修復します．ただ多くの場合はナイフが抜かれてきます．その場合は80％以上胸腔ドレーン1本で治ってしまいます．手術する必要はないです．刺さったままの状態で救急室に到着した場合，抜くことによって心臓外傷や血管外傷があれば，大出血で死にますので，やはり手術室で抜いたほうがいいでしょう．抜いて大出血した場合はその場で死亡しています．

腸管損傷のある場合

仲田　具体的なことを聞いたことがなかったので，勉強になります．腹の穿通外傷で腸管損傷のある場合は気をつけることはありますか．

今　腹部でも同じです．ナイフが抜かれてきた場合は，穴があいているわけですよね，病院に来た時点で大出血，大血管損傷はないわけです．それはちょっと余裕があります．一番問題となるのは腸管損傷による腹膜炎です．それは腹部所見とCTと場合によっては診断的腹腔洗浄法を駆使して手術適応を決めます．おそらくこのへんになると，外傷外科でなくても，普通の消化器外科の胃潰瘍穿孔と同じ考えかたで解決できると思います．

仲田　まあ洗って縫うだけでいいわけですね．

今　腹にナイフが入ったままきたら，胸部と同じ考え方で，抜くことによって大出血するかもわかりません．試しに抜くのは上下で血管を確保してからになりますので，手術室でやる．

仲田　上下というのは．

今　つまり大動脈の上と下をテーピングしておいてナイフを抜く．それでビューと出血したら絞めることになります．

仲田　テープをかけてから抜くわけですね．

今　しかし多くは現場で刃物が抜かれてきます．救急隊はもちろん抜きませんが．加害者なり本人が抜くのです．その時点で生きるか死ぬか分かれます．

　穴がぽつんと開いた人の手術適応ですが，原則はCTなど駆使して決める

のですが，簡単に決まることもあります．傷から腸がポロッと出ている時です．かなりの確率で腸に穴が開いていますので手術です．
仲田　腸が出ているときは腸に穴が開いているのですか．
今　穴が開いている確率が高いです．
　主に女性の自殺の場合ですが，刺しても腹膜に到達していない人がいます．CTで多くは分かりますが，局所麻酔して穴を拡大し，目でみて腹膜に穴が開いているかどうか確認します．これが確実です．腹膜に穴が開いていなければなんら問題がないわけです．

骨盤骨折はタオルで後腹膜パッキングが効果的
仲田　骨盤骨折はだいたい創外固定を使っていますか．
今　骨盤骨折はまずショックになるのが一番問題なわけです．ショックになる場合の出血源は骨折面，次に静脈叢，最後に動脈です．この3つ出血源に対する戦略が必要です．
　簡単にいうと前立腺の手術の腹膜外アプローチと同じです．腹部外科ではあまりお目にかかる手術手技ではない．もし関係するとすれば，直腸癌の閉鎖孔のリンパ郭清のときに使う視野ですけれども，その視野で入ります．恥骨の上に，手の入る小切開を入れて膀胱を頭側に圧排し，左右の閉鎖孔，さらには腸骨のほうに手を入れていきます．指先に骨折がものすごく鋭く尖って触れます．そこに手術用のタオルをぎゅうぎゅう詰めにします．それで，静脈，骨折面の止血が得られます．
仲田　タオルを詰めたあとはどうするのですか．
今　タオルを詰めて24時間もしくは48時間後に出血傾向がなくなって，循環状態が安定していることを確かめて，手術室で抜きます．
仲田　タオルで止血するのですか．普通に止血しようとしても容易に止まりませんものね．
今　止まらないです．それに出血部を見ようとしても見えません．無理に見ようと思えば余計なものを切ってしまう．開腹をしてS状結腸をよけて内

臓のほうから止血しようとすると，出血の止まっている血管も全部ちぎってしまう．それを骨盤骨折の後腹膜パッキングといいます．アメリカでは随分前からやっていたみたいですけれど，日本で普及しだしたのは5年前くらいからです．

仲田 イラク，アフガニスタンの論文の中にそれ（pre-peritoneal pelvic packing）について講義したということが書いてありましたが，そのことだったのですね．

今 アフガニスタンとかイラクでやって効果ありと言われています．日本は残念ながらいまいったようなことは外傷外科医しか勉強していません．まったく知識がありません．日本には外傷外科医は少ないけれど，放射線科医は結構いるので，TAE（transcatheter arterial embolization）が主流です．TAEは動脈を止めるので，骨折面と静脈叢には無力です．

　創外固定は，骨折面からの止血には有力です．よく使われるのが前方の創外固定ですね．腸骨に2本もしくは3本のピンをたてる．手技は容易です．しかし実際大量出血するのは仙腸関節骨折や仙骨骨折です．これら骨盤の背側部分の損傷に腸骨を前方から固定する創外固定だけでは，止血効果と骨盤の固定力はそれほど強くないのです．前方の創外固定をすばやくカチッと止めたにもかかわらず，止血がうまくないかないこともあるのです．このようなときはTAEを追加したり，腹膜外パッキングを追加します．

　重症な時は先ほどのパッキングにする，それほど重症でない時はいまいったTAEとか創外固定を組み合わせることによって，相当数止血できます．

仲田 20年くらい前の話ですが，最重症の骨盤骨折で，どんどん出血が増えていく，輸液しても仕方がないので開けたのですが，いったいどこから出血しているかわからない，視野もえられなかった．タオルでパッキングすればいいのですね．

今 外科医の特性として鉗子で摘むとか，針と糸で止血したい．そこが戦略の間違いなのですね．それでは出血は止められない．手で押さえれば止まる．手で押さえる代わりにタオルを入れっぱなしにする．黒い血腫（後腹膜

血腫）がもっこりしていて，それをとってしまうとその辺からピュッピュ出だして収拾がつかなくなる．

　タオルに関しては日本の外科医は腹の中にタオルをいれてくるのはけしからんと，非常に強いアレルギーを持っています．骨盤骨折による出血性ショックでは，最初から，タオルを詰め込む術式を取るのです．腹膜外タオルパッキングにかかる時間は数分です．

ダメージ・コントロール・サージェリー（図2）のすすめ

今　重症肝損傷では，止血のために肝臓切除するか，タオルで圧迫止血をするか，判断に迷うことがあります．軍艦や空母が戦争するとき，自分の船も損傷を受けながら徹底的に敵を打ちのめすまで戦うと，下手をすると，自分の船が沈没をします．そこで，これ以上損傷を受けたら，修理をしながら，港に逃げ帰って，ある程度復活してから，再び闘いを挑む．この戦争のやり方を damage control というのだそうです．外傷の手術も同じで，徹底的に止血手術を進めて，臓器の剝離，受動，開胸手術追加，手術時間延長，大量輸液，大量輸血が重なると，結局命を失います．低体温とアシドーシス，凝固障害が出現しそうなら，徹底的止血手術は危険です．手術操作の途中で，戦略変更ではなく，手術室に向かう前に，方針決定が必要です．

　川口市立医療センターの救命センターでタオル入れるのを最初に実行したとき，直接介助の看護師から注意されました．通常の手術では取り忘れてはいけないタオルを堂々と，腹部や骨盤に入れて手術を終了するのに，看護師はびっくりしたのですね．「倫理委員会を通しましたか」と．

仲田　その時はどうされたのですか．

今　あとで委員会を通すから，今はタオルを入れるといいました．常識的に考えればわかることです．次の日にはとるのですから．従来の外科医がやる肉眼的に出血している部位を縫合止血する方法では止められない出血も，この方法で止血ができるようになりました．タオルパッキングしたあとは，すばやく ICU に帰って止血目的に FFP を投与します．輸血，輸液と人工呼吸

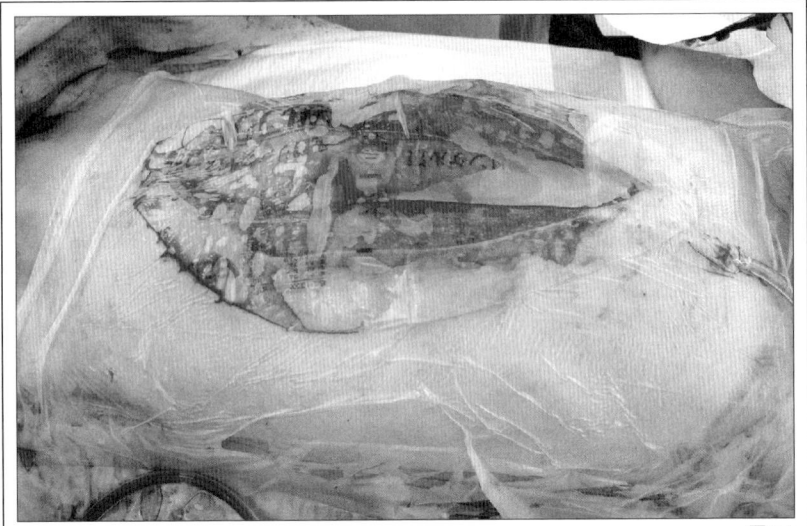

図2-1

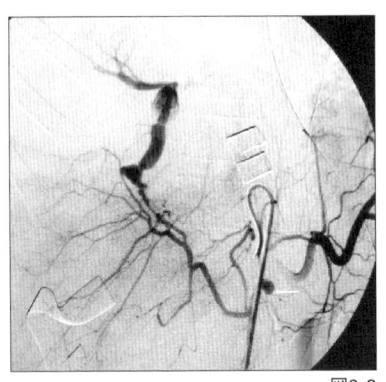

図2-2 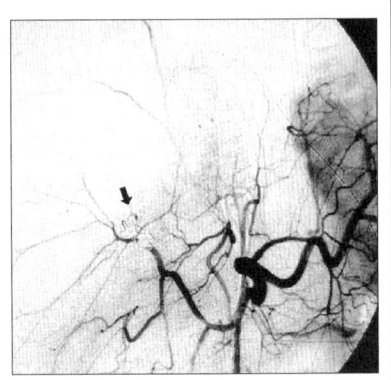 図2-3

図2 肝損傷 damage control surgery
9歳男児．交通外傷．肝周囲タオルパッキングと輸血で，循環を安定させた（図2-1）が，ドレーンより出血が続くので血管造影室に移動して血管造影を行った．腹腔動脈造影で，右肝動脈前区域枝に損傷あり．血管外漏出像とそれに続く門脈シャントを認めた（図2-2）．プラチナコイルを3本使用して，TAEを行った（↓）．さらにゼルフォーム細片を追加した（図2-3）．24時間の総輸血量10単位．

で，酸素代謝をよくします．ショック状態で体温が下がってくるので，積極的に加温します．この方法で相当救命率が上がっています．

　タオルで止めるというのは別に特別のことではなく，タンポナーデです．こういう考えかたをダメージ・コントロール・サージェリーといいまして，決定的な治療をやって命を落とすことが多かったので，戦略を変えるのだということです．

仲田　いや感動です．前から知っていたようなふりをしてカンファレンスでみなに教えてあげます．

今　実はいまの外傷の手術の半分くらいは，ダメージ・コントロール・サージェリーに変わりつつ，あるのです．

仲田　それから文献ではファクターセブン（第Ⅶ因子）の輸血がよく出てきますが，どうなのでしょうか．

今　日本ではうまく手に入らない，FFP しかないです．ファクターセブンは確か慶応大学が治験でやっていました．日本では外傷に保険適応がありません．今のところ，われわれは FFP です．

仲田　アメリカの救命センターではけっこうやっているようですね．

手術イラストには術者の見たポイントが描かれる

仲田　手術が終わったあとの作業ですが，たとえば手術記録の書き方だとか，保存や分類はどうしていますか．

今　絵は大事だと思います．消化器外科をやっている頃，絵についてオーベンからいわれました．絵を描くのには相当時間をかけました．下手くそといわれてもその意味を当時はわかりませんでした．美術的な感覚がないのか，それとも何か決定的に間違いなのか．

仲田　たとえばプロのイラストレーターに描かせると手術のポイントがわかっていない．彼らはどうやって絵を描くかというとビデオを止めて，それを絵に写す．ところがわれわれはその絵を見たとき何が重要なのかがわかっている．オペレーターが描くのとイラストレーターが描くのとではではそこ

が違う．いかにポイントを把握して描くかということですよね．

今 さきほどの胃切除の絵でも，冠状静脈 coronary vein の位置がどこにあるのか，それは手術中にちゃんと覚えないと描けないものです．あとでいい加減に描くととてもインチキっぽい絵になります．胆嚢の手術でも，肝動脈が左右に分かれるのですが，左右にわかれる分岐点は意外に下です．肝臓にへばりついているのではありません．そういうところが考えないで描くとすごくインチキになる．ちゃんと手術をして，きちんと見てやれば，これは大事なポイントなので，そこをおさえている絵が描ける．

同時に起きたことを1枚の絵に描くのですから，たとえば右のほうでは手術の最初のほうが描かれていて，左側の胆嚢のほうでは手術の最後の辺りの絵を描くことがあると思います．それは構わないと思います．それを見た瞬間に開腹所見と手術の経過とどんな手術をやったかがポットわかればいいので，写真ではなく動画を凝集して，ポイントを1枚の絵に納めるのがいいのではないかと私は思います．

若い頃オーベンに何回も赤ペンで直されました．たかが急性虫垂炎の手術所見でも虫垂動脈の分岐部はここではない，こんふうにはなっていないといわれてもう1回描き直したのを憶えています．

仲田 熱心ないい先生ですね．そこまでチェックしてくれる人はなかなかいません．

今 絵が好きだったのですかね．ネッターの絵の劇画タッチで，胃の体湾の盛り上がりを，でかい胃袋なのか，小さい胃袋なのかを影を入れて描け，肥満体の腸間膜なのかそれともやせた人の透けている腸間膜なのかわかるように描けと．同じ大腸の手術でもやせていれば1時間もあれば終わるけども腸間膜に脂が乗っていると，血管の同定がすごく手間取るわけですから，それを分けて描けと．脂肪をどうやって描いたらいいか初めの頃は悩みました．一方，外傷の手術は，主に大出血なので，基本的に手術の絵は真っ赤です．臓器を描いて，損傷部位をきちっと描いて，日本であれば日本外傷学会分類で肝臓損傷の1型，2型，3型とかに分けて描くわけです．その上に赤い色鉛

筆でジューっとやります．

外傷外科では術前の decision making が大事

今　外傷の場合，実は手術室の戦略ももちろんですが，手術室までもっていく間の，どこから手術を始めるか，手術適応があるのかとか，その辺が大事でして，手術記録にはそれだけで3分の1くらい書きます．

　簡単にいうとたとえば何歳の男性が，歩行者対車で交通事故を起こして，10メートル飛ばされて，救急隊が到着時には意識がこうで，バイタルサインはこうで，救急隊の初期評価では呼吸がおかしいということで，3次選定になった．それでバックボード固定と酸素投与で来て，入室時はこういう所見だった．第一印象としては出血性ショックを考えた．胸部写真はこういう所見で，骨盤骨折はないけれども，超音波で腹腔内出血があったので，バイタルサインの変動から考えて入室15分で手術適応を決定した．入室直後の血算で，貧血はなかったけれども，バイタルサインが悪いので，輸液に反応しないノンレスポンダーと宣言した．輸血の準備は緊急度が高いと考えたので，血液型だけをあわせた交差試験なしの輸血を4単位を走って持ってこさせ，手術室の準備にかかった．

　手術室までは運良く受傷から45分で入室できた．全身麻酔はすでに気管挿管されている状態だったので，簡単な導入だけですんだ．導入と同時に開腹術を開始した．術前CTはとっていない．というふうに手術までの行く過程になにを考えて，手術室に入ったのかということですね．

　それは decision making といいまして，外傷外科のなかでは大事なところです．ふつうの外科のディシジョンメーキングは多分術前カンファランスと称して，みなで議論する．それで終わる．ところが外傷の手術は患者さんの動いているバイタルサインと，不十分な条件から決定しなくてはならない．少ない情報と，最悪のバイタルサインからどうやって手術をするのか，簡単にいえば，手術前に輸血なのか，手術してから輸血なのか，気管挿管してから手術場にいくのか，手術場で挿管するのか，CTをとるのかとらないのか，

胸が先か腹が先か，TAE か開腹か，ダメージコントロールか切除か．そういうことを決定しないと手術はうまくいかないですよね．

ディシジョンメーキングはレトロスペクテイブにいくらでもディスカッションできます．手術が終わってから質問されます，「あのときすぐなぜ開腹と宣言したのですか」．「これはこういう理由だ」と．あるいは「2Lリンゲル液を入れて反応しない腹腔内出血は緊急手術だ．その原則にのっとっただけだ，あまり難しいことは考えていない」と．それから「なんで輸血を交差試験なしで始めたのですか．」とも聞かれます．

外傷における輸血戦略

仲田　輸血を交差試験なしでやるのですか．

今　はいします．それで「2Lの輸血に反応しないということは，少なくても30％の出血はあるはずだ．5Lの循環血液量だとすれば，30％だから1500 cc の出血があるはずだ．受傷30分で，1500 cc の出血だから，あと30分後で，開腹したときは，1500 cc ではすまない．2倍になら，3Lだ．40％を超えると，昏睡状態になる．重要臓器の血流を維持して，心臓を止めないようにして，手術室へ行く．その場合輸血交差試験を待てない，いまここで交差試験なしと宣言して，30分後の手術に備える．輸血を開始する．これが安全なのだ．」というようなことを説明してあげるわけです．

仲田　O型を使ったことはありますか．

今　めったにないです．うちの病院を調査しました．2006年からの2年間で緊急O型をやったことは3回しかありません．多くはだいたい15分から20分で，血液型を合わせた血液が到着します．院内に備蓄が各血液型3単位あります．3単位を緊急で使います．緊急輸血が必要な，危機的出血のときは，血液型判定のための採血検体は人力で走って届けます．昏睡状態になっている，出血性ショックは，40％以上の出血ですから，輸血量は8単位は必要です．このような時は，入室と同時に血液型だけをあわせた緊急輸血を宣言します．採血に手間取るときがあります．そのときは，O血液を宣言しま

す．その場合，最初の3から4単位はO型，次は血液型をあわせたものを使います．そのほか，入室時に，徐脈になっている出血性ショックは，心停止寸前です．通常は頻脈となるのに，徐脈は一大事です．このような時も，緊急O型血輸血です．しかし自殺企図の墜落外傷で，緊急O型血を用意し，徐脈の原因が，薬物であることがわかり，O型を返品し，血液型を合わせた輸血に変更したことがあります．自殺企図では薬物中毒と出血性ショックが重なり，脈拍があがらないことがあるのです．血液型を判定しないで輸血を開始する緊急O型輸血は病院の血液型判定に要する時間で頻度が変わると思います．これは入室とともにそこで開胸手術をするあるいは骨盤にパッキングをするなど危機的なときにも選択されます．2009年はこのような危機的出血にO型血を輸血したのが17例ありました．

仲田　輸血はどれくらい入れるのですか

今　院内備蓄の3単位に加えて，一回の輸血は8単位を基本にしています．赤十字血液センターに発注するわけですが，検査室にオーダーして，血液センターにから血液が，検査室に到着し，確認作業後に初療室に血液が到着するまで，大体40分から1時間かかります．さきほどいったように初療室での15分から20分リンゲル液の急速輸液でしのげますので，その次に輸血が入ります．その時の輸血は血液型だけあわせたもので開始です．要は輸血の宣言を早くすることです．そうすれば間に合います．宣言が遅くなると下手すると助かりません．地方では血液が豊富にあるわけではないので，たとえばA型を使い果たした，その次O型を使います．躊躇なく使います．「A型を追加注文しろ」「2時間かかります」「そうか，」ではなくて，「A型がなくなってしまいました，すでに8単位入りました，A型追加注中です．」なら，あまり考えずに，次に院内備蓄のO型を使うことはよくあります．適合血液型が到着するまでのつなぎです．いわゆる緊急O型輸血という考え方ですね．

仲田　プラズマエクスパンダーを使うことはないですか．

今　ヘスパンダーの使用はないです．それは手術室では麻酔科医師の判断で

使っていますが，初療室で使うことはないです．外傷初期輸液にはリンゲル液あるいは生理食塩水が適していることが証明されています．アルブミンやPPFも，同じ理由で使いません．止血目的にFFPを使うことはよくあります．

仲田　ファクターセブンの代わりに使っているわけですか．有効ですかFFPは．

今　これ以外には血を止める戦略はないです．赤血球製剤の輸血が10単位を超えると凝固障害が出るといわれていまして，10単位以上の赤血球輸血を要することが予想される時は，FFPを用意します．

仲田　FFPはどのくらい使いますか．

今　4単位です．赤血球輸血8から10単位に対して4単位を使用します．凝固障害が持続するときは，4単位セットでどんどん追加，追加でいきます．赤血球製剤20単位超えた時点で，循環血液量5Lに近い出血の状態です．この出血量があった時点で血小板を開始します．血小板製剤は10単位で3万くらい上がるといわれています．場合によっては10または20単位を使用します．ただ血小板は私どもの病院でも届くまでに相当時間がかかります．場合によっては2時間以上かかりますので，赤血球輸血が20単位を超えそうだったら早めに血小板製剤を注文します．

仲田　勉強になります．

今　輸血戦略も含めて，手術室前のdecision makingが非常に重要です．そこをしっかりもっていける人がいわゆる外傷外科医だと思っています．自分で初療をして，さらに輸血戦略，手術優先順位，輸液，酸素化，いろいろなことを考えてとにかく手術室に安全に連れて行く，手術室でさらにどこから開くか考える，手術になったらあとは集中力です．

JPTEC，JATECの意義

仲田　先生はPTLSをなさっておられますがJPTECとJATECについてはどう思われます．

今　出血性ショックの患者さんを救うためには，ゴールデンタイムの1時間以内に，根本治療を行うことが必要だいわれています．日本のシステムでは傷病者は主に救急隊が病院に運んでくるわけです．病院に運ぶまでの時間がどれくらいかかるかのいまの調査によると，東京消防庁の救急車のスピード平均18キロです．時速20キロ以下ですよね．えっと思いますよね，停止している時間が長いのです．時間がかかるのだったらどこで時間を稼ぐべきかを救急隊に教える必要があります．あまり長く現場にいるな，生命に関わるようなことだけをやりなさい，あとは出発してしまえ．受傷機転で同乗者死亡，救出に20分以上かかりそうだということなら，3次選定でやりなさい．トラウマバイパスを多用しなさい．直近の総合病院ではなくて，遠くても外傷に慣れている病院に運べばあっというまに手術室までいける．そういうことをJPTECで教えています．JATECは病院内の初期診療ですよね．病院で傷病者を受け入れるすべての医師が外傷を得意なわけではありません．簡単に言うと地方の総合病院で救急外来をやっている医者が外傷の手術はできなくても，初期治療ができればいいわけです．つまり輸液をいくらやればいいかとか，出血性ショックなのか，頭部外傷なのか，もしくは呼吸が悪くなる胸部外傷なのか見抜けばいい．どこに管を入れればいいのか，もしくは管を入れないほうがいいのか，あとはCTを先にとればいいのか，それとも手術なのか，その辺の見極めができる医者がいればいいわけです．それを教えているのがJATECです．

選択肢の増えた肝臓損傷の治療

仲田　定型的手術で注意するのはどういうことでしょうか．
今　外傷で一番問題になるのは出血性ショックです．命に直結します．出血性ショックで最も多いのは腹腔内出血です．出血源は肝臓損傷が一番多いです．

　肝臓損傷の治療戦略は，5年以上前までは手術でした．ところが最近ではIVRつまりTAEですね，もしくは非手術療法になってきました．

仲田　肝臓がやられているのは外からではなかなかわからない．

今　IVR に行けるのは，初期輸液リンゲル 2 L に反応して血圧がよくなっている人です．反応しない場合は手術です．輸液で血圧を安定させて，それから CT はどうしようかと考えながら，初療をするのですが，輸液に反応せず，ショックが遷延する場合は，手術が決定されます．いったん手術モードになると急に 1，2 分を争う状況になります．つまり腹腔内出血による出血性ショックで，あるいは多発外傷で，主な出血源が腹部であるとき，輸液に反応しないノンレスポンダータイプに対する手術戦略がきわめて重要です．これが外傷の中の定型的手術といえるかもしれません．腹腔内出血の多くを占めるのが，肝臓損傷です．

　手術では，肝臓は横隔膜にくっついているので，脱転するかそのままにしておくかの見きわめが大事です．損傷には 2 種類のタイプあります．交通事故や，墜落外傷で体は一瞬にして動くのをとめても，肝臓や心臓，大動脈弓などは慣性の法則でまだ動き続けます．このときに，ねじれや，ずれ，引っ張りが起きて，内臓などがちぎれるのです．多いのは肝臓が前にずれ横隔膜にくっついている，部分でビリビリと裂けるタイプ．もう一つのタイプは，直接外力が肝臓に働き，たまりかねた肝臓が破裂する．あるいは直接外力が肝臓に働き，肝円索の側から切れるタイプです．

仲田　横隔膜にくっついているところはなんというところですか．

今　肝臓の右三角靱帯といいます．横隔膜に肝臓の右葉がくっついています．実は横隔膜をずうっと背側になぞってくると下大静脈があります．下大静脈と肝蔵の癒着の中に右の肝静脈がが隠れています．つまりよくある損傷は衝突した瞬間に，肝臓が前に動いて，横隔膜を切りながら右の肝静脈の近くまで傷が行きます．これは実は非常に治療がむずかしい．裂け目をきちんと見ようとして，横隔膜の癒着を，肝臓を引っ張りながら電気メスで剝がします．そうするとどんどんどんどん右の肝静脈ま近くまで裂けてしまいます．引っ張りながらやるのでバリっと裂けて出血が激しく，収拾がつかない状態になります．

肝臓を切除したり，縫合止血するためには肝臓右葉を横隔膜から，剥がすことが必要なのですが，剥がすことによって傷が深くなる．かろうじて損傷が及んでいない肝静脈を引っ張ったり，小さな損傷で持ちこたえていた，肝静脈損傷の傷口を開いてしまう危険があります．見えないところですが切除するかどうかの見極めをそこで決めなくてはならない．肝臓止血には，切除以外に，圧迫止血法もあります．タオルで肝臓をパッキングする方法です．この方法だと，横隔膜から肝臓を大きく剥がす必要はありません．反対に，肝臓を，横隔膜の方向に押し付けます．切除や縫合のために肝臓を引っ張るか，タオルパッキングのために押し付けるかそこを見極めないと大失敗する．
　もう1つの肝円索から切れるタイプは，それは前から見えますので，うんと切れていたら肝臓を切除すればいいし，ちょっとだったら縫えます．切除といっても，左側の外側区域切除です．こちらはすごく方針決定が容易です．
　肝臓には，血管が3本あります．門脈は，肝臓実質をマットレス縫合すれば止血できます．肝動脈は，針糸や，止血クリップで直接見て止血します．肝静脈は容易ではありません．肝静脈あるいは下大静脈まで損傷が行っているかどうかは，黒い出血で，門脈血も黒いのでわからないのです．
　さらにノンレスポンダーでショックが進行して状態が悪ければ，開腹した瞬間に出血がどんどん増えます．出血源はわからないまま，開腹になることがほとんどです．小骨盤腔に吸引管を突っ込んでおき，両側の横隔膜下と両側の傍結腸溝にタオルを入れます．上腹部の血液を手の平で血液を掻き出します．致死的出血は，上腹部の実質臓器つまり，肝臓と脾臓です．肝臓を手のひらで触ると，割れているのがわかります．脾臓損傷は，触っただけではわからないので，吸引で視野を確保し損傷の有無を見ます．肝蔵損傷なら，肝十二指腸靱帯でサテンスキー鉗子を用いて，肝動脈，門脈を一括で遮断します．脾臓なら，脾臓を手で圧迫します．肝十二指腸靱帯遮断のことをプリングル法，肝門部遮断と言います．ウインスロウ孔に指を入れてウインスロウ孔の上にある，門脈，肝動脈，総胆管を鉗子でクランプします．そのクランプで肝臓に行っているほとんどの血管が阻血します．それでもビュー

ビュー出ているとしたら，肝静脈，下大静脈からの出血です．これは大変です．手を入れて脱転しようとすると，致命傷になります．先ほど説明したように裂けている所がさらに裂けます．もしそういう状況だったら押さえ込みます．プリングルを長くやっていくと腸管が浮腫んできます．長くやるような場合は当然バイタルサインも悪いので，大動脈クランプを併用します．下行大動脈と肝門部を遮断するという2つの遮断操作をやりながら，肝臓の手術をどうするかを短時間に方針決定します．下行大動脈遮断には，左開胸法，腹腔動脈の少し頭側を，小網を開いて上から押し付ける方法，左三角靱帯を切開して，肝蔵外側区を右側に持ち上げ，その背側にある大動脈に遮断鉗子をかける方法，ソケイ部からセルジンガー法で大動脈ブロックバルーンカテーテルを入れる方法があります．

川口医療センターで私を育てたオーベン

仲田　外傷外科と一般外科の違いが良く分かりました．やはり刺創や銃創に慣れているかどうかは重要ですね．

今　私が青森から川口に来たのもそこです．そのときの川口市立医療センターの恩師が小関一英先生という外科医なのですが，彼は日本医大の国松長官を手術した辺見弘先生，益子邦洋先生のすぐの後輩です．この直流の小関一英先生が川口医療センター救命救急センターの一人外傷外科医として奮闘されていました．若い救急医は数人いたのですが，胸，腹を一人で手術できる外科医は彼だけでした．そこに入っていければ，日本医大の技術と精神を直伝でマンツーマンに教えてもらえると思いました．願いがかない，日本医大の大学院生になり，川口市立医療センターへ赴任することができました．そこでの予想は的中し，実際手取り足取り教えてもらえました．教えてもらうより叱られるほうが断然多かったです．命のかかった手術が多かったので，結構きびしかったです．いわゆるスパルタというのでしょうか，いっぱい叱られます．叱られましたけれど，川口市立医療センターは運のいいことに，症例が多く，次の週もまた同じような症例がきます．失敗というと語弊

がありますが，腹部の刺創で大血管が損傷している患者さんをうまく救えなかった，予測救命率が 60％あった．これは救えたのじゃないか，なにが駄目だったのだということをディスカッションして，手術戦略を見直す．

　手術をどんどんやりながら，だんだんと上手になっていった．最初のうちは小関一英先生が毎回手術に入ってくれました．一年くらいたってからは，小関一英先生がいなくても手術の判断ができるようになりました．お前は上達したから一人で手術をやりなさいといってくれればいいのに，そういうようなことは，口に出してはくれませんでした．どのくらい厳しいかと言うと，日本医大から派遣されてくる，外科医で長く持ちこたえた人はいませんでした．TRISS Method による予測救命率や，preventable death に関しては，日本の第一人者です（図3）．この概念を彼が輸入したのです．それまで日本の医学界では医者が医者を評価するというのはタブーでしたが，「あなた予測救命率がこれくらいの患者をなぜ助けられなかったの」とやっていました．

　たとえば消化器外科で縫合不全を起こしてもあまり外科医は責められませんよね．でも小関一英先生はそれを追及するのです．「プリベンタブルデス」という言葉を実際にカンファランスで使います．助かったはずなのに死んだ，「これはプリベンタブルデスだ」と厳しくいわれました．

すべての手術に入って鍛錬する

仲田　手術手技の鍛錬法ですがなにかございますか．

今　鍛錬法ですか．外傷の手術は，一つ一つの手術が一般外科のように毎日やったりするわけじゃない．それと一つ一つの手術が別なケースですね．ですから練習はないですね．日々本番．ですから手術を覚えるには，すべての手術に緊急呼び出し体制を敷くのです．だから病院の近くに住みます．全部の手術に入る事を目指します．それしか鍛錬法はありません．すると稀な心臓外傷とか，稀な膵臓外傷とかをみんなで共有する．消化器外科のように術者が一人でやるわけではなくて，右から，左から手を出し合って，押さえながら，引っ張りながら，それで手術します．あるときは上腹部で糸結びさせ

表1 生理学的重症度（RTS）とは，意識が悪い，血圧が低い，呼吸が早い，点数化する．小さいほうが重症．

RTS＝0.9368 ×Gスコア＋0.7326 ×Sスコア＋0.2908 ×Rスコア

解剖学重症度とは：たとえば頭部外傷と腹部外傷と四肢骨折にそれぞれ点数を付けて合計点数が多ければ重症．

GCS	G-スコア	SBP	S-スコア	RR	R-スコア
3	0	0	0	0	0
4	1	1	1	1	1
6	2	50	2	6	2
9	3	76	3	10	4
13	4	90	4	30	3

Boyd CR : Evaluating Trauma Care:. The TRISS Method. J Trauma 27, 370, 1987

表2 年齢，RTS（生理学的重症度），ISS（解剖学的重症度）から予測救命率Ps（probability of survival）をTRISS法で算出．

（解剖学的重症度 肝損傷と大腿骨折で18点）

（GCS 7 SBP42 RR 30 RTSは3.5）

（鈍的55歳未満 予測救命率63％）

（鈍的55歳以上で20％に下がる）

上段55歳未満 下段55歳以上

Body CR:Evaluating Trauma Care:. The TRISS Method. J Trauma 27,370, 1987

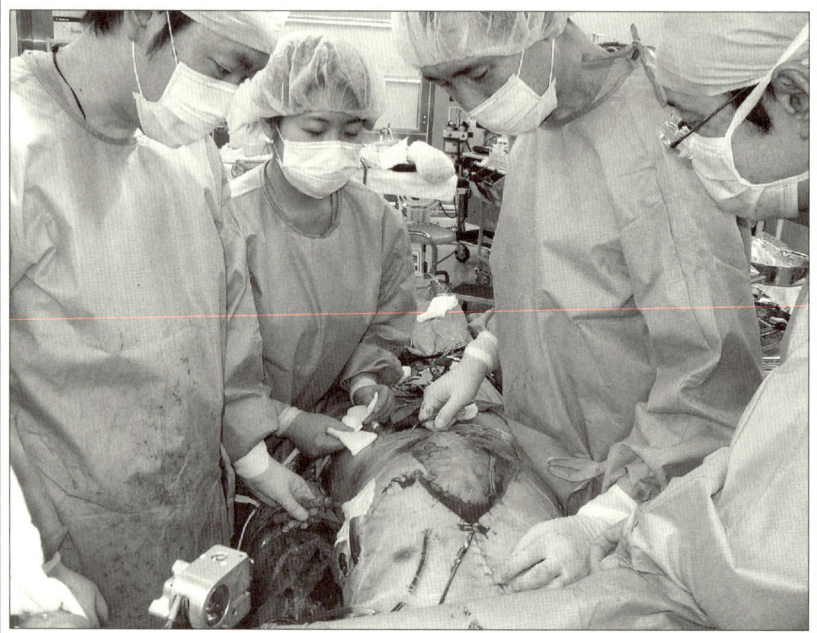

図3 チーム全体の素早く，息のあった対応で救急室で開腹を行う．

ておいて，下腹部のほうで，メスで切り込むというように，同時に手術をするので，術者が一人ではないのです．メインの術者はいても，みんなで一斉に，止血したり，押さえたりという手術操作が始まるので，たとえば30分遅れて手術場に参入しても十分術者としてやることはあります．

文献収集について

仲田　加えて，手術の文献の収集はどうされていますか．
今　文献は，主な文献はJournal of Traumaです．あれがすべてです．
仲田　そんなにいいですか．
今　そこにほとんど載っています．それを定期購読すれば足ります．
仲田　なるほど．
今　それには頭，胸，腹，頸，骨盤，四肢，それに感染症，集中治療のことが載っていますので，あと，プレホスピタルとすべてのことが載っているので，これ1冊で足りてしまいます．
仲田　うちの病院もとろうかな．価格は高いのですか．
今　高いです．薄いのに高い．薄いから読みやすい．外傷ですから写真がいっぱい載っています．

術後経過をどうfollowしているか

仲田　術後経過にはなにか気をつけておられますか．
今　早期から栄養を考えます．やはり侵襲が加わっている患者さんを持ち上げるには，栄養しかないと考えています．経管栄養とIVHの度合いをどのくらいの配分にして，いつくらいから経管栄養単独にするかですね．それに気を使います．当然多発外傷で，出血性ショックですから，早期には腸管は使えないです．その間IVHでしのぐわけですが，ずっとIVHをやるわけにはいきません．必ず2週間後にはsepsis敗血症という致命的な感染症が待っていますので，それと戦うにはその時点までにIVHをやめて経管栄養，腸の栄養をうまく持っていかないといけない．

仲田　sepsis には IVH はまずいわけですか.

今　やはりカテーテル感染が非常に問題になります．手術手技も sepsis と戦うための手術手技にします．簡単にいえば，簡単な腸管損傷であっても，これは全身状態が悪いなとか，これは胸部外傷も，肺挫傷もあるし，これは大腿開放骨折もあると思ったら，栄養のための小腸瘻を造設しておきます．そのことによって早期から，まだご飯が食えないとか，気管挿管している状態から，胃の麻痺とか考えずに小腸に直接，栄養を入れられますので，IVH から早期に移行できます．

外科の専門化は避けられない

仲田　外科に入ると胃は胃の専門に，腸は腸の専門になってしまっている．この範囲でも全体を手術できる医者が少なくなっている．先生はどういうふうにして行ったらいいと，お考えでしょうか．

今　ここまで専門分科したのには日本の国民の要求があるのですよね．大きな病院で手術したい，専門に診てもらいたい．この要求はこれからも下がることはないと思います．そうすると，例えば，消化器外科は肝，胆，膵グループ，と大腸グループ，上部消化管グループと分かれています．これは今後もっと分かれると思われます．これはやむをえないのではないかと思います．

仲田　そのなかで全般的に診れる医者は必要ないですか．

今　全般的に診る外科医を育てるには，外科専門医試験のところで，症例数を増やすようにするとかで対応するしかないと思います．誰もが専門医をとるわけですから，そのときになにか duty を荷す．もしくはあまり専門的なものははずす．そういうことで対応していいのではないかと思います．ただ外傷に関してはじゃあどういうことになるのか．本来であれば，外傷をたくさん診れるほうがいいのです．しかし外傷をたくさん診れる病院は限られています．

仲田　これはなかなか解決できない問題なのかもしれませんね．

今　ひとつの解決策としては，外傷は小児外科とか心臓外科と同じように，

これは専門なのだと．ちょっといいづらいですね本当は心の中では．外傷は一般の外科がだれでもやるべきことだと思ってはいるのですが，もうそういうことをいっておれないので，国民が専門外科を希望しているのであれば，外傷外科もこれは専門なのだと．外科専門医を取ったあとに外傷外科に行く．それは小児外科，内分泌外科，乳腺外科，外傷外科というように特別なのだという枠をつくるべき時期かもわかりません．沖縄中部病院の外科医にこのことを言ったら反論されました．沖縄では外傷は一般外科だと．外傷は小児外科とか，心臓外科とは違う．心臓外科も外傷手術をできるし，腹部外科も外傷手術ができる．みんなが外傷手術をできなければ駄目なんだと．外傷手術は基本手技に近いと．

仲田　沖縄中部は外傷が一般的ということになりますね．

今　いいえ，沖縄中部病院の外傷手術のレベルは高いです．沖縄は歴史上アメリカと同じような教育をしてきたので，一般外科医イコール外傷外科医なのです．多分それでいいのだと思うのですが，今の日本ではそういう考え方だとうまくいかないかもわかりません．

仲田　いや面白かった．勉強になりました．

□ 編者要約

1. 現場を知ってから研修すると効率的．
2. 外傷外科の手術適応は緊急度の判断による．
3. 腹部外傷では5秒で一気に大きく開腹．
4. 外傷外科の範囲は胸・腹・頚部外科＋血管外科＋骨盤
5. 重症外傷は1時間以内に手術すること！
6. 救急隊の「重症外傷」の宣言は重要→3次救急直行→1時間以内手術．
7. 術者をやってから鉤引きを（術者の目を持つ）！
8. 手術中，多く質問せよ．
9. 手術前は過去の手術記録を読みなおす．
10. 長時間手術前は前夜と当日朝，高カロリー・高栄養食．
11. 外傷患者では TRISS 法で予測救命率を出す．
12. 肝損傷は縫合してタオルで圧迫．
13. 胸部穿通外傷では胸骨縦切開，大血管テーピングしてからナイフ抜く．
14. 心臓穿通外傷はタンポナーデ解除してから心筋縫合．
15. 肺外傷は単純縫合．
16. 腸管損傷は洗って縫合．
17. 骨盤骨折の TAE で動脈出血は止まるが骨折面と静脈叢出血に無力．
18. 骨盤骨折はタオルで後腹膜パッキング．
19. 出血性ショックで徐脈は心停止寸前．
20. 出血性ショック（40％以上出血）はまず輸血8単位，止血に FFP 4 単位，輸血 20 単位越えたら血小板製剤 10 単位追加．
21. 肝損傷は横隔膜付着部での損傷は治療難しく肝前方の損傷は容易．
22. 手術鍛練には病院近くに住み，全ての手術に入ることを目指す．

編集者略歴

1978 年　自治医科大学卒業
　　　　　静岡県立中央病院全科ローテート研修
1980 年　浜松医科大学麻酔科研修（4 月—9 月）
　　　　　静岡県国民健康保険佐久間病院外科・整形外科
1984 年　自治医科大学整形外科大学院
1988 年　静岡県島田市民病院整形外科
1991 年　静岡県西伊豆病院整形外科

西伊豆病院院長　医学博士（学位論文：老人姿勢の研究）
ECFMG・VQE 取得，英検 1 級，ピアノ：黄色のバイエル 1/2

所属学会：日本整形外科学会，日本リハビリテーション学会，日本リウマチ
　　　　　学会

外科手術に上達くなる法
トップナイフたちの鍛錬法

2009年6月30日　第1版第1刷
2019年3月20日　第1版第6刷 ©

編　集　者	仲田和正	
発　行　人	三輪　敏	
発　行　所	株式会社シービーアール	

東京都文京区本郷 3-32-6　〒113-0033
☎(03)5840-7561（代）Fax(03)3816-5630
E-mail／sales-info@cbr-pub.com
ISBN 978-4-902470-54-3　C3047
定価は裏表紙に表示

装　　　幀　上村浩二
印 刷 製 本　三報社印刷株式会社
　　　　　　Ⓒ Kazumasa Nakada 2009

本書の内容の無断複写・複製・転載は，著作権・出版権の侵害となることがありますのでご注意ください。

JCOPY ＜(一社)出版者著作権管理機構　委託出版物＞
本書の無断複製は著作権法上での例外を除き禁じられています．複製される場合は，そのつど事前に，(一社)出版者著作権管理機構（電話 03-5244-5088, FAX 03-5244-5089, e-mail: info@jcopy.or.jp）の許諾を得てください．